大国医经典医案诠解（病症篇）

男科病

主编　覃　湛　陈慰填　洪志明

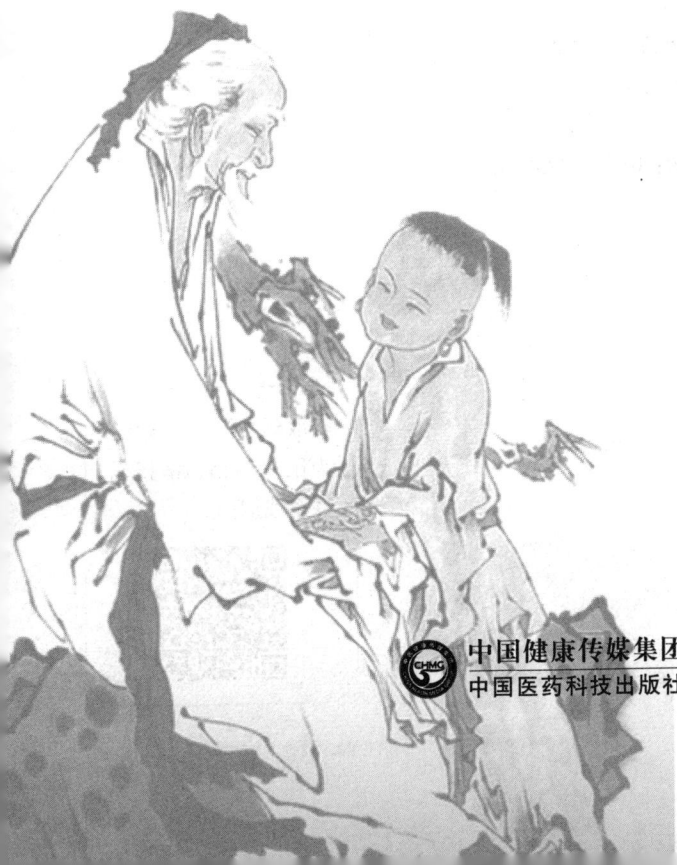

中国健康传媒集团

中国医药科技出版社

内容提要

本书是《大国医经典医案诠解（病症篇）》丛书之一，以男科疾病现代病名为依据，以中医治疗疗效确切的常见病、多发病作为切入点，以证型细分为纲，以名家医案为目，整理了古代名医医案及现代名医医案。全书分为不育症、前列腺炎、前列腺增生、男性勃起功能障碍、早泄等章节，对名医医案进行了分析和诠释，深入浅出地介绍了名医经验，以冀广大读者能理清中医治疗男科疾病辨证用药的思路，增进学识，有所获益。

图书在版编目（CIP）数据

男科病/覃湛，陈慰填，洪志明主编. —北京：中国医药科技出版社，2016.4
（大国医经典医案诠解. 病症篇）
ISBN 978 – 7 – 5067 – 8156 – 5

Ⅰ.①男…　Ⅱ.①覃…　②陈…　③洪…　Ⅲ.①男性生殖器疾病 – 中医治疗法 – 医案 – 汇编　Ⅳ.①R277.57

中国版本图书馆 CIP 数据核字（2016）第 024920 号

美术编辑	陈君杞
版式设计	郭小平

出版　中国健康传媒集团｜中国医药科技出版社
地址　北京市海淀区文慧园北路甲 22 号
邮编　100082
电话　发行：010 – 62227427　邮购：010 – 62236938
网址　www. cmstp. com
规格　710×1000mm ¹/₁₆
印张　12 ³/₄
字数　177 千字
版次　2016 年 4 月第 1 版
印次　2024 年 7 月第 4 次印刷
印刷　大厂回族自治县彩虹印刷有限公司
经销　全国各地新华书店
书号　ISBN 978 – 7 – 5067 – 8156 – 5
定价　32.00 元

获取新书信息、投稿、为图书纠错，请扫码联系我们。

戚 序

中医男科是中医学的重要组成部分,虽然起步较晚但发展迅速。特别是近40年在不育症、性功能障碍、前列腺疾病等男性疾病临床与研究方面突飞猛进,为保障男性健康、防治男科疾病做出了很大贡献。

早在先秦时代的《山海经》中就有关于生育与不育的记载:"有草焉,其叶如蕙,其本如桔梗,黑华而不实,名曰菁蓉。食之使人无子";"有木焉,员叶而白柎,赤华而黑理,其实如枳,食之宜子孙";"有兽焉,其状如马而白首,其文如虎而赤尾,其音如谣,其名曰鹿蜀,佩之宜子孙"。

《黄帝内经》一书中已经有不少关于男子生理与病理的论述:"丈夫八岁,肾气实,发长齿更;二八,肾气盛,天癸至,精气溢泻,阴阳和,故能有子;……八八,则齿发去。肾者主水,受五脏六腑之精而藏之,故五脏盛乃能泻……。"东汉张仲景的《金匮要略》有"男子脉浮弱而涩,为无子,精气清冷"等记载。

自原始母系社会之后,社会上总体来说存在着"重男轻女"的现象,但从医学角度来讲却是"重女轻男"。《史记·扁鹊仓公列传》有"扁鹊名闻天下,过邯郸,闻贵妇人,即为带下医"的记载,可见当时就有女科。"男科"一词至明末岳嘉甫所著《男科证治全编》一书始提及,此书惜已佚失。以"男科"命名的现存最早著作为《傅青主男科》,该书以内科病为主,涉及到的男科疾病有遗精、滑精、阳痿、阳强、癃闭、淋证、子痛、偏坠等。

现代男科起始于20世纪70年代末,文化大革命结束后,百废待兴,人们的思想得到解放,恰逢国际男科学兴起,中医男科犹如雨后春笋,茁壮成长,在患者需求日益强烈的基础上,各地纷纷成立了男性病专科、男性不育症、性功能障碍专科。由此积累了丰富的经验,不少先行者将自己的临床经验进行了总结，并有了互相交流学习的基础和愿望。

在江西中医学院金之刚教授等人的积极筹备下，我国男科历史上最早的学术会议——首届全国中医男性学学术研讨会于 1987 年 5 月在湖南沅陵举办。与会代表一致要求，成立了我国男科历史上最早的学术组织——中华全国中医学会外科分会男性学专业委员会。笔者恭逢其盛，参加了这次大会，年仅 31 岁成为首届男性学专业委员会最年轻的委员。

1988 年 6 月我率先主办了全国中医男科学习班，迄今已举办了 18 期，参加的海内外学员达 2000 余人次，还带教了 100 余位海内外的进修医生及研究生，不少人已经成为各省市学科带头人，甚至全国中医男科的学科带头人。

随着中医男科的不断发展，原来置于外科分会下面的男性学专业委员会显然不适合中医男科学蓬勃发展的需要。中医男科学同仁遂于 1994 年 9 月在天津成立了中国中医药学会男科分会，成为独立于其他学科的专业学会，曹开镛先生当选为主任委员，38 岁的我忝列最年轻的副主任委员。

从湖南沅陵首届中医男科学术会议算来匆匆间已近 30 年，当时的中华全国中医学会外科分会男性学专业委员会 18 位创始委员，已有 5 位作古，其他的也已退休，唯有我还在职。江山代有才人出，掐指算来中医男科已经到了第三代了。第一代都是以自学为主，其间没有一个研究生。第二代已经出现若干中医男科研究生了。第三代中医男科研究生已比比皆是。而且第三代中医男科学者中不少佼佼者崭露头角，成为中医男科事业的新生力量。

青年学者是中医男科的未来，如何发挥青年中医男科才俊的作用，让他们积极参加学术活动，提高临床水平，是我时常考虑的问题。不少省市有限制青年医师到外省市参加学术会议的规定。2010 年 9 月，在上海举办的中华中医药学会第四届男科分会成立大会上笔者有幸当选为主任委员，借此机会向中华中医药学会建议成立男科分会的青年委员会，经过 3 年的努力，于

2013 年正式成立了中华中医药学会男科分会青年委员会。

　　欣闻中华中医药学会男科分会青年委员会副主任委员覃湛博士、王彬博士、委员洪志明博士等在繁忙的工作学习之余，编著了《大国医经典医案诠解（病症篇）·男科病》一书，求序于余。笔者拜读初稿，觉得青年委员们做了一项很好的工作，将古代医家诊治的男科医案及现代中医男科大家的医案进行整理并诠解，对中医男科临症颇有借鉴意义。

　　笔者作为当代最早的中医男科学临床与研究者之一，责无旁贷，率撰如上，是以为序。

戚广崇

中华中医药学会男科分会名誉主任委员

上海中医药大学附属岳阳中西医结合医院主任医师

乙未年冬作于沪上双万斋

前　言

　　中国传统文化，博大精深，尤其是中医药学历经数千年的实践考验，积累沉淀，理法方药自成体系。中医古籍浩如烟海，蕴藏着丰富的男科学内容，从殷墟发掘的甲骨文及商周著作可见，当时人们已认识到男女生殖器官结构与功能的差异，并对某些男科方药有所认识，春秋时期的《五十二病方》中有关于男科病的最早记载。《黄帝内经》为中医男科学的发展奠定了理论基础。历代医家对于男科病的诊断、治疗与预防都有详尽的论述。新中国成立后，尤其是近20多年来，男科学获得了长足的发展，百家争鸣，各地名家都蕴含着丰富而独特的男科临床经验。

　　中医医案是医家临床思维、辨证论治过程的真实记录，是中医理、法、方、药综合应用的具体反映形式，医案学习是站在巨人的肩膀上间接积累经验、快速提高临床功力的重要方法之一。章太炎曾说："中医之成绩，医案最著，欲求前人之经验心得，医案最有线索可寻，循此钻研，事半功倍。"近代名医恽铁樵认为："我国汗牛充栋之医书，其真实价值不在议论，而在方药，议论多空谈，药效乃事实，故选刻医案乃现在切要之图。"

　　本着致力于汲取先贤及当代男科学术名家精髓，继承与发展男科事业，大胆探索，求同存异的目的，我们按照时间顺序，搜集了古今中医名家的经典男科案例，并对医案进行了分析。希望能为从事男科学临床、教学与科研的同道们提供参考资料，并希望能开阔中医男科爱好者们的眼界，对男性的延年益寿有所裨益。

　　鉴于水平有限、参考资料欠完整，恐有挂一漏万及不足之处，希冀同行们斧正补充。

编　者

2016 年 2 月

目 录

不 育 症

一、肾阳虚损证

龚廷贤医案

（无子源于阳虚精冷，育麟犹需固本健阳）

刘小亭公，年四十无子嗣，阳事痿弱，精如水冷，求治于余。曰："君留神调理，倘生子，愿当重极。"因诊，两寸脉洪、两尺脉沉微无力，此真元衰惫，乃斫丧过度所致也。以固本健阳丹加人参、附子、枸杞子、覆盆子各二两，制一料服尽，觉下元暖如前；又制一料，服至半料而乃止。果孕，生一子，甚悦，遂成莫逆焉。后传之于刘柏亭、刘敏庵，俱服之，皆生子。

附方：固本健阳丹

菟丝子（酒煮）一两半，杜仲（酒洗，去皮，酥炙）、当归身（酒洗）、肉苁蓉（酒浸）、五味子（去梗）、益智仁（盐水炒）、嫩鹿茸（酥炙）各一两，熟地（酒蒸）、山茱萸（酒蒸，去核）各三两，川巴戟（酒浸，去心）二两，续断（酒浸）、远志（制）、蛇床子（炒，去壳）各一两半，加人参二两，枸杞子三两。

上为细末，炼蜜为丸，如梧桐子大。每服五七十丸，空心盐汤送下，酒亦可，临卧再进一服。若妇人月候已尽，此是种子期也，一日可服三次无妨。如精不固，加龙骨、牡蛎，火煅，盐酒淬三五次，各一两二钱，更加鹿茸五钱。

（《寿世保元》）

【诠解】龚廷贤云："凡人无子，多是精血清冷，或禀赋薄弱；间有壮盛者，亦是房劳过甚，以致肾水欠旺，不能直射子宫，故令无子。不可尽归咎于血之不足与虚寒。"本案实乃阳虚精冷不育，观其脉象，寸洪尺沉，乃元阳不固之象，遂以固本健阳丹加人参、附子等固其元阳。西医学认为男性的生精周期一般要3个月左右，古人制丹或丸治疗不育症，有其科学性，因为长期煎煮服药不便，而炼蜜为丸后服用方便，能提高患者的依从性。

陈士铎医案

（阳气大虚故难嗣，助气仙丹补脾肾）

男子有交感之时，妇人正在兴浓，而男子先痿，阳事不坚，精难射远，人以为命门之火衰也，谁知阳气之大虚乎！夫气旺则阳旺，气衰则阳衰。此气也乃五脏之真气，非止命门之火也。盖命门原有先天之火气，然非五脏后天之气不能生，世人戕贼五脏，因而命门之火气不旺，随五脏之真气而消磨矣，又安能助命门之火乎？此所以半途先痿也。治法似宜急补五脏之阳气也，然而五脏不必全补也，但补其脾肾之气，若心、若肝、若肺之气自旺，五脏气旺，而命门之火欲不旺得乎？方用助气仙丹。

人参五钱，黄芪一两，当归三钱，茯苓二钱，白术一两，破故纸三钱，杜仲五钱，山药三钱，水煎服。

连服四剂，气旺；再服四剂，气大旺。自然久战，可以壮阳，泄精可以射远，玉燕投怀矣。

（《辨证录》）

【诠解】 此为阳痿性不育，古代医家认识到阳痿是不育的原因之一，这与西医学的观点一致。当代医家治疗阳痿常以阳虚立论，罔补命门之火，而忽视扶阳的本质。《医心方》："玉茎不怒，和气不至；怒而不大，肌气不至；大而不坚，骨气不至；坚而不热，神气不至。"这说明了正常勃起与五脏气至的关系。

本案补气以平补，方用助气仙丹，方中用四君子汤合当归补血汤方意，气血双补，动静结合，加怀山药、杜仲及补骨脂而有阴平阳秘之功，补五脏之气以助命门之火。此方补气，绝不补阴，因病成于阳衰，则阴气必旺，若兼去滋阴，则阳气无偏胜矣。方又不去助火，盖气盛则火自生，若兼去补火，则阳过于胜而火炎，复恐有亢烈之忧，反不种子矣，此立方之所以妙也。

陈文伯医案

（阳虚不振，温肾活精）

张某，男，28 岁。

婚后 4 年，同居未育。其妻经妇科检查有生育能力。

经查：时有阳事不举或举而不坚，腰膝酸痛，面色苍白，畏寒肢冷，舌淡苔白，脉沉迟尺弱（精子密度 $56.0 \times 10^6/ml$，活动率 50%）。

辨证：肾阳虚衰，死精不育。

治法：温肾兴阳，活精助育。

拟温肾活精汤加味：淫羊藿 20g，巴戟天 10g，全鹿鞭 1g，炮附子 10g，紫肉桂 10g，枸杞子 10g，红花 3g，归尾 5g，30 剂。

疗效：二诊复查，阳事已举，房事如常，腰痛已除，面色转红，四肢逆冷好转，舌红苔白，脉沉弦。（精子密度 $72.0 \times 10^6/ml$，活动率 70%，有少量白细胞）。继前方易附子、肉桂各 5g，再进 20 剂，以观后效。药未服尽，患者来告，其妻已身孕，遂停服药。

[陈文伯.调和阴阳治则在男性不育症中的应用.北京中医杂志，1992（1）：49-50]

【诠解】 本案特点是配偶检查正常，明确为男方因素而致不育。因此，其责在男方。阳事不举、腰膝酸痛、畏冷肢冷、面色苍白均提示肾阳虚衰，而舌脉象为舌淡苔白脉，沉迟尺弱。四诊合参，证属肾阳虚衰。精液检查提示数量尚可，活力欠佳，诊断为弱精子症，治以温肾活精汤。方中以附子、肉桂、淫羊藿、巴戟天兴阳；精不足者，补之以味，加于血肉有情之品全鹿鞭，以温肾填精；枸杞子滋阴补肾，调和诸药而不燥；大队的补肾药中，予归尾、红花活血起痿，使诸药补而不腻。总方守调和阴阳之义而共奏温阳生精之功。

李广文医案

（阳虚精弱，温肾壮阳，羊睾为引）

何某，男，35岁。

婚后6年无子，性欲低，性生活10天左右1次，勃起不坚，射精无力，有时阳痿不举，畏寒肢冷，腰膝酸软，头晕耳鸣，面色㿠白，舌淡苔白，脉细无力。以往查精液3次，精子成活率均在10%左右。

西医诊断：男子不育症（死精子症）。

辨证：肾阳虚型。

治法：温肾壮阳。

方药：羊睾丸汤加减。阳起石30g，淫羊藿15g，巴戟天、胡芦巴、仙茅、菟丝子、枸杞子、鹿角霜各9g，续断15g，黄芪30g，当归12g，山羊睾丸1对为引。将羊睾丸煮熟食之，以汤煎药，每日服1剂。

服上方10剂后，性欲增强，射精有力；服30剂后，诸症悉除，精子成活率达65%。其妻随即怀孕，生一女婴。

（冷方南.中医男科临床治疗学.北京：人民卫生出版社，1991：126）

【诠解】《辨证玉函》：阳虚之证，气必寡弱而阳痿。本案患者肾阳虚症状比较典型，可见性欲低，畏寒肢冷，腰膝酸软，面色㿠白，舌淡苔白，脉细无力等，此外尚有气血不足之头晕耳鸣，故遣方用药除大队温阳补肾壮阳药外，另有当归补血汤补气血而通茎。此方妙在其一味山羊睾丸作为药引。患者性欲低下，阳事不振，推测与其睾酮水平有关，而山羊睾丸含天然性激素较多，直达病所。故用药10剂后，患者性欲增加，射精有力。继服阳虚诸症皆除，精子活率上升，继而其配偶轻松怀孕。

戚广崇医案

（少弱畸精源肾虚阳弱，经方天雄丸温肾助毓）

赵某，男，31岁，工人。

1983 年 7 月 8 日初诊：结婚已 2 年余，尚未生育。性生活正常，精液常规检查提示：精子数约 10×10^6/ml，活动率 10%，活动力弱，有大小头畸形，量 1ml，经用激素等治疗未效。平素易头晕目眩，神疲肢倦，腰脊酸楚。外生殖器检查阴茎、输精管、睾丸、附睾无明显异常。舌苔薄白，舌质淡红，脉濡。

辨证：肾虚阳弱。

治法：温阳益肾。

方药：天雄丸主之，日服 3 次，每次 5g。

服至 8 月 3 日复查精液常规，计数已上升为 240×10^6/ml，活动率上升为 40%，形态正常，量 3ml。原药继服至 11 月，爱人停经怀孕，后足月平安产一男儿。

[戚广崇．金匮方治疗男女不育症举隅．北京中医杂志，1985（6）：58-59]

【诠解】 本案患者辨证为肾虚阳弱，而不囿于血肉有情之品，而用经方天雄散。天雄散出自《金匮要略》，由天雄、白术、桂枝、龙骨四药组成。书中有方无论，《方药考》云："此为补阴摄阳之方，治男子失精、腰脊冷痛。"方中天雄以熟附块代之，以温肾壮阳；白术健脾，脾健则生化有源，可以后天补先天；桂枝温阳化气，气化则能生精；龙骨能摄精以归肾。前人多用于治疗无梦遗精，治疗男子不育症亦效，应用时按原量共研极细末，蜜泛为丸如绿豆大而备用。因人类生精周期较长，决定了不育疗程长，故用药期间需注意有无过服附子而导致的不适症状。

二、肾精不足证

陈士铎医案

（填精益髓无金石之犯，血肉有情而精少得生）

男子有泄精之时，只有一二点之精，此等之人，亦不能生子。人以为肾水之亏，谁知是天分之薄乎！夫精少之人，身必壮健，余谓天分之薄，谁其信之？殊不知精少者，则精不能尽射于子宫，得天之厚者，果如此乎？天既予人以薄，医欲逆天而予人以厚，似乎不可得之数矣。然天心仁爱，苟有迁善之心，医即有种子之法。盖精少者虽属之于天，未必不成之于人也。恃强而好用其力，苦思而过劳其心，多食而伤其胃，皆足以耗精也。苟能淡漠以死其心，节少以养其胃，益之补精添髓之方，安在精少者不可以多生乎？铎得逢异人秘传，实有添精神术。今著书至此，不敢隐忍不传，传之以救万世无子之人也。方用生髓育麟丹：

人参六两，山茱萸十两，熟地一斤，桑椹（干者）一斤，鹿茸一对，龟胶八两，鱼鳔四两，菟丝子四两，山药十两，当归五两，麦冬六两，北五味三两，肉苁蓉六两，人胞二个，柏子仁二两，枸杞子八两。

各为细末，蜜捣成丸。每日早、晚时，用白滚水送下五钱。服三月，精多且阳亦坚，安有不种子者哉！

此方妙在纯用填精益髓之味，又无金石之犯，可以久服而无害，不特种子而得八元，兼可延龄而至百岁，即名为百岁丹，何不可者？

此症用添精嗣续丸，长服亦甚佳。

人参、鹿角胶、龟甲胶、山药、枸杞子各六两，山茱萸肉、麦冬、菟丝子、肉苁蓉各五两，熟地、鱼鳔、炒巴戟天各八两，北五味一两，柏子仁三两，肉桂一两。

各为末，将胶酒化入之，为丸，每日服八钱。服二月多精而可孕矣。

（《辨证录》）

【诠解】 本案所指精少相当于西医学的少精子症不育或精液量少，病机为肾精不足，病因在"恃强而好用其力，苦思而过劳其心，多食而伤其胃"，故后天无以养先天，而非湿热下注或气滞血瘀等病因。因此，用药以填精益髓为法，养心健脾而生精，而不用兴阳之品。生髓育麟丹及添精嗣续丸中均用鱼鳔，盖鱼鳔乃生精之要药，其性平和，入胃经及肾经，有补后天兼补先天之义；龟甲胶、鹿角胶、人参及枸杞子乃龟鹿二仙胶。《医方考》云："精、气、神，人身之三宝也。师曰：精生气，气生神。是以精极则无以生气，故令瘦削少气；气少则无以生神，故令目视不明。龟、鹿禀阴气之最完者，其角与板，又其身聚气之最胜者，故取其胶以补阴精。用血气之属剂而补之，所谓补以类也。人参善于固气，气固则精不遗；枸杞善于滋阴，阴滋则火不泻。此药行，则精日生，气日壮，神日旺矣。"因此精少得以生化。

陈文伯医案

（核放射物质伤肾精，补肾填精调和阴阳）

高某，男，32 岁，某研究所工作。

婚后 5 年同居未育，其妻经妇科检查，有生育能力。患者曾长期接触核放射物质，造成机体免疫能力下降，经查：面色少华，神疲嗜卧，腰膝酸软，苔白质淡，脉细尺弱。其症表现为：精气不足之象（精子 $13×10^6$/ml，畸形精子 16%）。

治法：补肾气，填肾精，以期达到阴阳调和，精充了长。

拟药膳方：麻雀 7 只，枸杞子 15g，鹿鞭（酒浸）1g，淫羊藿（酒浸）10g，每日 1 餐。

疗效：30 日复查精子密度上升到 $130×10^6$/ml，畸形精子下降为 5%，继服前方 10 余日，其妻身孕。

[陈文伯. 调和阴阳治则在男性不育症中的应用. 北京中医杂志，1992（1）：49–50]

【诠解】 本案患者有长期核放射物质接触史，久而损其阳气，耗其精气。故精子数量下降，畸形率高。治之以补肾气，填肾精。以血肉有情之品填肾精，以淫羊藿及枸杞子补肾气之不足。

徐福松医案

（补肾不忘健脾，聚精兼助液化）

刘某，男，34 岁。

婚后 6 年不育，女方正常，精液分析结果，精液量 3ml，pH7.4，液化时间 40 分钟，精子密度 $177.08×10^6$/ml，精子成活率 25.63%，A+B+C+D—4.85% +13.40% +7.38% +74.87%。

西医诊断：男性不育症（弱精症、精液不液化）。

辨证：肾精不足。

治则：补肾益精。

方药：聚精汤。地黄、何首乌、沙苑子、枸杞子、茯苓、薏苡仁、巴戟天。

2002 年 1 月 11 日复诊：精液分析结果，精液量 3.8ml，pH 7.4，液化时间 30 分钟，精子密度 170.14×10^6/ml，精子成活率 52.94%，A+B+C+D—34.80% + 13.73% +4.41% +47.06%。

[郑怀南，杨文涛，徐福松. 聚精汤治疗男性不育症 50 例疗效观察. 中医药研究，2002，18（4）：3]

【诠解】 本例患者诊断为弱精症、精液不液化，辨证为肾精不足。《经》云："阳化气，阴成形。"精液的液化依赖肾的气化功能，肾为先天之本，需要后天脾胃的滋养，故方中脾肾兼顾，以地黄、何首乌、沙苑子、枸杞子、巴戟天补肾填精，加以茯苓、薏苡仁健脾渗湿，健脾补肾，而无过于滋腻之弊。

戚广崇医案

（通补兼施，妙用蜂房）

李某，男，29 岁。

结婚已 4 年，性生活正常，仍未得子。精液常规检查：精子计数 21.0×10^6/ml，活动率 15%，活动力差。曾经用维生素 E 等治疗未效。外生殖器检查无明显异常。染色体检查核型为 46XY。苔薄白，舌质淡红，脉细。

西医诊断：男性不育症（弱精子症）。

辨证：肾精不足。

治法：补肾强精。

方药：强精煎。炒蜂房 15g，淫羊藿 15g，肉苁蓉 10g，当归 10g，熟地黄 15g，续断 10g，狗脊 10g，锁阳 10g，沙苑子 15g，何首乌 15g，制黄精 15g，鹿角片 10g。

服 14 剂后，加柏子仁 10g；再服 14 剂，复查精液常规。精子计数 33.0×10^6/ml，活动率 60%，不久妻子怀孕，后平安产二子。

[戚广崇. 强精煎治疗精液异常临床举隅. 河北中医，1987，9（5）：21-22]

【诠解】 本例患者精子活力下降，属于不育症常见的弱精子症，患者曾行西医治疗无效。本例辨证为肾精不足。治以戚教授名方强精煎以补肾强精。该方通补兼施，在大队的益精补肾药中加予蜂房、当归，补肾生精之余，使精道得通而效。蜂房一药，男科之妙药也，《滇南本草》言其"治一切虚证，阳痿无子"。

三、肾气不足证

戚广崇医案

（肾气不足精死难育，附桂八味益肾助嗣）

宋某，男，30岁，农民。

1983年1月19日初诊：婚后5年，经中西医多方治疗，至今尚未生育。同房时有早泄现象，曾先后4次作精液常规检查，均提示精子活动率低，最近一次检查提示75%为死精，且活动力较差，精子计数80×10^6/ml。时感头晕神疲，腰酸膝软；外生殖器检查，阴茎、输精管、睾丸、附睾等无明显异常。舌苔薄白，舌质淡红，脉细。

辨证：肾气不足。

治法：补益肾气。

方药：附桂八味丸。日服3次，每次8g。

服至3月23日，自觉早泄现象好转。复查精液，活动率已上升为50%，计数达190×10^6/ml。予原方续服。不久爱人怀孕，于1985年1月30日产一女婴，母女均安。

[戚广崇. 金匮方治疗男女不育症举隅. 北京中医杂志，1985（6）：58-59]

【诠解】 附桂八味丸即金匮肾气丸肉桂易桂枝，熟地易生地而成，加强了温肾填精的功效。方中六味滋养肾阴，桂附温补肾阳。肾藏精主生殖，肾虚则藏精无能，生殖无望。八味丸为补肾之代表方，用于治疗少精及死精所致的不育症常能取效。

李海松医案

（从气论治，灵活变通）

患者，男。经常熬夜，体型较胖。2013年7月18日初诊。

主诉：婚后 1 年未育。性生活正常，婚后一直未采取避孕措施，爱人体健，于当地多家医院检查治疗，效果不明显。刻下：阴茎勃起不坚，性欲低下，精液射出后清冷，婚前曾频繁自慰，同房后精神疲惫，少气懒言，不喜动，伴有腰酸乏力，头晕耳鸣，记忆力减退，舌淡胖，齿痕舌，舌苔薄白，脉弦。否认糖尿病、高血压，否认外伤史。专科查体均未见明显异常。查精液常规示：量 1.8ml，乳白色，pH 7.3，30 分钟内不完全液化，密度为 $15×10^6$/ml，PR：10%，前向运动精子（PR）+非前向运动精子（NP）：23%。

西医诊断：男性不育症，少弱精症，精液不完全液化。

中医诊断：男性不育。

辨证：肾气不足。

治法：温肾化气，补肾填精，佐以疏肝。

处方：菟丝子 10g，覆盆子 15g，五味子 12g，枸杞子 15g，车前子 12g，黄芪 30g，茯苓 10g，生麦芽 60g，鸡内金 12g，黄精 15g，淫羊藿 15g，仙茅 10g，炒白术 15g，青皮 15g，合欢皮 20g。

水煎服 1 月，并嘱其忌辛辣刺激之品，生活规律，复查精液常规。

二诊：患者诉勃起功能、性欲提高，精神、体力等均明显改善，舌淡红，苔薄黄，脉滑数。复查精液常规示：量 3.0ml，30 分钟不完全液化，密度为 $20×10^6$/ml，PR：22%，PR+NP：33%。李老师认为患者目前病情改善明显，仍要注重补气活血药的运用，在前方的基础上加当归 15g，巴戟天 15g，熟地 10g，丹参 15g。嘱其放松心情，并让家属监督男方适当运动，改善生活方式，避免久坐。

三诊：患者未诉不适，复查精液常规示 30 分钟完全液化，PR：40%，PR+NP：56%。嘱其停药，备孕。3 个月后来门诊告知，其妻怀孕。

[王骥生. 李海松从气论治男性不育症经验探讨. 世界中西医结合杂志，2014，9（11）：1162–1164]

【诠解】 肾之藏精，禀受于父母先天之精，肾气和肾精是男子正常功能的关键。先天禀赋不足、后天恣情纵欲、房事过度均可导致耗气伤精，精室亏虚。日久则肾气虚损，甚至阳气内虚，无力射出精液，以致精室、精气失于温养，而引起不育。李海松教授在治疗男性不育症时注重运用补气药，并根据不同的阶段适时选用温阳化气、疏肝理气、益气养血等治法，在临床中能收到较好的疗效。

四、阴阳两虚证

李曰庆医案

（益肾生精，调补阴阳）

王某，男，31岁。2011年11月22日初诊。

主诉：婚后3年同居未避孕，至今未育。性生活1周1次，能勃起，但勃而不坚，坚而不久，纳可，二便调，既往体健，无遗传病史，无腮腺炎病史。外生殖器检查：双侧睾丸大小正常，质地略软，精索静脉无曲张，舌红，苔少，脉细。男性激素5项检查未见异常，精液化验：液化不全，密度$45×10^6/ml$，A级9.6%，B级12.3%，C级29.1%，D级49%。女方月经正常，妇科检查未见异常。患者婚后不育，性功能减退，勃起不坚，坚而不久，双侧睾丸质地偏软，提示肾阳不足，但患者舌红少苔，脉细，又有肾阴虚的表现。

诊断：不育弱精症。

辨证：阴阳两虚，阴虚为主。

治法：补肾生精，调补阴阳。

方药：生地10g，熟地10g，山萸肉10g，肉苁蓉10g，菟丝子12g，五味子15g，枸杞子15g，覆盆子10g，车前子（包煎）10g，当归10g，淫羊藿15g，仙茅12g，鹿角霜12g，天冬10g，麦冬10g，党参12g，炙甘草10g，15剂。水煎服，每日1剂，分2次服。

2011年12月6日二诊：性生活质量有所好转，舌苔略黄厚，脉细，原方去天冬、麦冬，加黄芩10g，14剂。

2011年12月20日三诊：查精液液化正常，A级15%，B级21%，C级37%，D级27%。精液质量有好转，原方随症调护加减。

2012年2月14日患者前来道谢，其妻怀孕。

（王彬整理）

【诠解】 本例患者婚后不育，性功能减退，勃起不坚，坚而不久，双侧睾丸质地偏软，提示肾阳不足，但患者舌红少苔，脉细，又有肾阴虚的表现，因此辨证为阴阳两虚、肾阴不足，故用熟地、生地、山萸肉、当归、天冬、麦冬补肾滋阴，菟丝子、枸杞子、五味子、车前子、覆盆子、鹿角霜填补肾精，肉苁蓉、淫羊藿、仙茅益肾温阳，党参补中益气，甘草调和诸药。二诊，服药后性功能好转，但舌苔转而偏黄厚，提示滋腻偏多，碍脾运化，因此原方去天冬、麦冬，加黄芩清虚热，平衡阴阳。本例辨证准确，方药合理，故能在短期内取得疗效，精子质量提高，随症加减治疗而能使其妻怀孕。

五、气血两虚证

陈士铎医案

（气血两虚非独妇人，补气生血则精亦全）

男子有面色萎黄，不能生子者，乃血少之故也。即或生子，必多干瘦，久成儿痨之症，人以为小儿不慎饮食之故，或归咎于生母乳汁之薄，谁知父无血以予之乎！世人生子，动曰父精、母血，不知父亦有血也。夫血气足而精亦足，血气全而精亦全。为父者，气有余而血不足，则精之中自然成一偏之精，虽幸成形，乌能无偏胜之病哉？先天无形之血，能生后天有形之血也；若后天有形之血，何能生先天无形之血乎？故虽食母之乳，吞肥甘之物，终不能生儿之血，以全活之也。然则为父者少血，乌可不亟为补之哉！惟是血不能速生，必补其气，盖血少者，由于气衰，补气生血，又何疑乎？方用当归补血汤：

黄芪五钱，当归一两，熟地五钱。水煎服。

夫补血，宜用四物汤矣。今不用四物汤者，正嫌四物全是补血而不补气也。若补血汤，名虽补血，其实补气。原方用黄芪一两、当归五钱者，重在补气而轻在补血也。我今用当归为君，用黄芪为臣，佐之熟地之滋阴，是重在补血，轻在补气，自然气以生血，而非血以助气，气血两旺，无子者易于得子，根深本固，宁至有夭殇之叹哉！

此症用滋血绳振丸，长服亦效。

黄芪二斤，当归、麦冬、熟地、巴戟天各一斤。

各为末，蜜为丸，每日早、晚白滚水送下，各五钱。服二月血旺，生子必长年也。

（《辨证录》）

【诠解】 精血同源，故本案药物虽简单，但胜在精专。本方与李东垣所创当归补血汤虽然同名，但配伍及药量不一样，李东垣当归补血汤以黄芪补气生血为君，以当归养血和营为辅，比例是5：1，治疗血虚发热。本案的当归补血汤以当归补养肝血，熟地补血滋阴，血为阴液，不能速生，故加黄芪补气生血，有少火生气之意。若患者再兼肾虚症状，加巴戟天及麦冬平补阴阳，共奏养血、益气、生精之功。

六、肝肾不足证

陈士铎医案

（肝气不足阳物细小，肝心肾同补建奇功）

男子有天生阳物细小而不得子者，人以为天定之也，谁知人工亦可以造作乎！夫阳物有大小者，世分为贵贱，谓贵者多小，贱者多大，造物生人，歉于此必丰于彼。虽然贱者未尝无小，贵者未尝无大。盖人之阳物修伟者，因其肝气之有余；阳物细小者，由于肝气之不足。以阴器为筋之余也，又属宗筋之会，肝气旺而宗筋伸，肝气虚而宗筋缩，肝气寒则阴器缩，肝气热则阴器伸，是阳物之大小，全在肝经盛衰、寒热之故也。欲使小者增大，要非补肝不可。然而肾为肝之母，心为肝之子，补肝而不补其肾，则肝之气无所生；补肝而不补其心，则肝之气有所耗，皆不能助肝以伸其筋，助筋以壮其势，故必三经同补，始获其验矣。方用夺天丹：

龙骨二两，酒浸三日，然后用醋浸三日，火烧七次，用前酒醋汁七次淬之；驴肾内外各一具，酒煮三炷香，将龙骨研末，拌入驴肾内，再煎三炷香。然后入人参三两，当归三两，白芍三两，补骨脂二两，菟丝子二两，杜仲三两，白术五两，五味子一两，鹿茸一具（酒浸透切片，又切小块山药末，炒），熟地三两，山茱萸三两，黄芪五两，附子一两，茯苓二两，柏子仁一两，砂仁五钱，地龙十条。

各为细末，将驴肾汁同捣，如汁干，可加蜜同捣为丸。

每日早、晚用热酒送下各五钱，服一月即见效。但必须坚忍房事者两月，少亦必七七日，具大而且能久战，射精必远，含胎甚易。半世无儿，一旦得子，真夺天工之造化也。

铎传方至此，不畏犯神明之忌者，不过欲万世之人，尽无绝嗣之悲。然天下人得吾方，亦宜敬畏为心，生儿为念，慎莫戏愉纵欲，倘自耗其精，非惟无子，而且获痨瘵之病，铎不受咎也。

此症用展阳神丹亦奇绝，并传于世。

人参六两，白芍、当归、杜仲、麦冬、巴戟天各六两，白术、菟丝子、熟地各五两，肉桂、牛膝、柏子仁、破故纸各三两，龙骨二两（醋淬），锁阳二两，蛇床子四两，覆盆子、淫羊藿各四两，驴鞭一具，人胞一个，海马两对，蚯蚓十条，附子一个，肉苁蓉一枚，鹿茸一具（照常制）。

各为末，蜜为丸，每日酒送下五钱。服二月改观，三月伟然，可以久战而生子矣，但必然保养三月始验，否则无功。

（《辨证录》）

【诠解】 陈士铎认为阴茎充血与肝气关系最大。《马王堆汉墓医书·天下至道谈》："怒而不大者，肌不至也；大而不坚者，筋不至也；坚而不热者，气不至也。"肝体阴而用阳。因此，肝气为用，肝气虚则勃起困难，因肝主疏泄，不宜过于补肝，需从五脏相关学说出发，虚则补其母，亦可补子益其母。故补肝要心、肝、肾同时补，这样肝气达到一个新的平衡，宗筋伸，阳事振奋，方可怀孕。

徐福松医案

（免疫性不育，从肝肾论治）

张某，男，35 岁。

自述婚后 3 年不育，夫妻同居，性生活正常。女方检查未见异常。精液检查在正常范围，血清抗精子抗体阳性。精神萎靡，时有耳鸣，口干，腰膝酸软，舌红苔少，脉细数。

西医诊断：免疫性不育。

辨证：肝肾阴虚。

治则：滋补肝肾。

方药：六味地黄丸合大补阴丸加减。生地黄 10g，熟地黄 10g，泽泻 10g，牡丹皮 10g，山茱萸 10g，枸杞子 10g，黄精 10g，山药 10g，知母 10g，鳖甲 30g，牡蛎 30g，癟桃干 15g，碧玉散 15g。

以上方药加减，治疗 4 个月后，复查精液常规、血清抗精子抗体 2 次均正常，以此巩固治疗 2 月，其妻受孕。

[徐咏健，王劲松．徐福松教授辨治男子免疫性不育经验．新中医，1997 (5)：7]

【诠解】　西医治疗免疫性不育多用激素，如地塞米松等，或则采用脱敏疗法。然而临床上，大部分患者对使用激素顾虑较多，而中医治疗免疫性不育疗效显著，治疗主要以滋阴补肾为法。本例患者肝肾阴虚症状明显，治疗以六味地黄丸为基础加减，生、熟地同用，加强滋阴凉血，鳖甲引药入阴。现代药理学研究表明，六味地黄丸系统汤剂有免疫调节作用。当阴平阳秘之时，抗精子抗体转阴则易。

陈志强医案

（肝肾虚兼弱精，补益肝肾调精灵）

张某，男，36 岁。

婚后 8 年，同居未育，近 5～6 年四处求诊，曾行 2 次人工授精未能成功。自诉房事不兴，排精尚可。既往糖尿病史 10 余年，平素胰岛素治疗。工作轻闲，糖尿病饮食，无烟酒嗜好。既往无睾丸炎、会阴外伤手术史，无肝炎肾炎等病史，无家族遗传病史。

多次检查精液 1.5～3ml，精子密度 8×10^6～9×10^6/ml，精子活动力 A 级 0%，B 级 0%，C 级 5%～12%，D 级 80%～90%，雌激素和催乳素偏高，血清抗精子抗体 47ng/ml。彩超报告左侧精索静脉曲张 Ⅱ 度，并见有反流。检查外生殖器发育正常，未见包茎等畸形，双侧睾丸弹性一般。肝肾功能等生化指标正常。

瘦高体型，面色潮红，口干，腰酸乏力，胃口睡眠一般，大便偏硬，小便时黄。平素体弱，容易疲劳。舌嫩暗红少苔。脉细略数。

辨病：原发性不育，少弱精子症，Ⅰ型糖尿病。

辨证：气阴两虚，肝肾不足。

治法：益气养阴，补益肝肾；继续控制血糖。

方药：生脉散合一贯煎加减。北沙参15g，麦冬15g，葛根15g，桑寄生15g，枸杞子15g，怀山药15g，郁金15g，醋龟甲15g，丹参15g，菟丝子15g，佛手10g，甘草5g。

再诊：服药7剂后，自诉腰酸乏力诸症好转，精神较前，二便调，口干好转，但胃纳欠佳，舌嫩暗红少苔，脉略有力。

辨证与治法大致同前，去生地，加陈皮5g。继续中药随证加减调理，控制糖尿病。2个月后复查精液质量明显改善；继续中医治疗3个月，其后其妻怀孕。

（袁少英，覃湛．古今名医临证实录·男科卷．北京：中国医药科技出版社，2013：247-248）

【诠解】 患者有消渴病史，辨证属于下消，用药不能过于滋补，亦不能攻伐太过。精子密度低，活力差，兼有精索静脉曲张，故用药时补肾生精之余，适当辨病用药，酌加活血通精之品。辨证施治是中医学的精髓，本病辨证为气阴两虚、肝肾不足，治以生脉饮合一贯煎加减，兼健脾行气，活血通精，静中有动，补而不腻。

七、脾肾不足证

陈文伯医案

（脾肾不足见精竭，先天后天同补精）

邓某，男，26岁，工人。

1984年10月13日初诊：婚后3年同居未育，经某院与我院多次化验检查，高倍镜下精子计数2~3个，死亡率为100%。伴有神疲嗜睡，腰膝酸软，大便溏泻，舌淡红、苔薄白，脉沉细尺弱。

辨证：脾肾不足，精竭不育。

治法：健脾益肾，生精填髓。

方药：生精赞育丸（淫羊藿、肉苁蓉、山药、枸杞子）随证加减。肾阳不足者，加附子、肉桂、巴戟天；阴精不足者，加制首乌、熟地、女贞子；精室湿热者，加黄柏、知母、野菊花；精脉瘀阻者，加丹参、红花、赤芍。

2个月后精子数上升到 $14 \times 10^6/ml$，成活率 40%，活动度中。继服 4 个月，精子计数达 $72 \times 10^6/ml$，成活率 60%，活动度中，其爱人身孕。后期追访，幼儿 2 岁，体健身强。

[陈文伯. 生精赞育丸治疗男性不育症 101 例临床报告. 北京中医杂志，1989（1）：50-51]

【诠解】 死精子症患者，一派脾肾两虚症状，故用药力大专宏，先天后天同补，精不足者，补之以味。淫羊藿、肉苁蓉温阳，山药、枸杞育阴。脾肾兼顾，药性平和而专精，故能生精。

陈德宁医案

（健脾补肾，药食并用）

吴某，男，30 岁。

初诊时间：2010 年 5 月 12 日。

主诉：婚后未避孕，不育 2 年。

现病史：患者 2 年前结婚，婚后未采取避孕措施，性生活正常，但配偶一直未孕。女方曾到妇科进行生育相关检查，未发现有明显异常。刻下症见：精神疲倦，面色少华，失眠健忘，食少腹胀，腰膝酸软，乏力自汗，性欲一般，勃起功能尚可，小便可，大便稀，舌淡，苔白脉沉细。

专科体查：外生殖器未见明显异常，双侧睾丸大小、质地可，附睾、精索未扪及明显异常。

辅助检查：计算机辅助精液分析（CASA）：精液量 2ml，精子密度 $16 \times 10^6/ml$；精子活动率 19%。精子活力：A 级 6.0%，B 级 9.15%，C 级 14.16%，D 级 70.69%。精液细菌+支原体+衣原体培养及检测为阴性，前列腺液常规（EPS）未见明显异常。

中医诊断：不育（中气不足，脾肾两虚）。

西医诊断：男性不育症（少、弱精子症）。

治法：补中益气，补肾生精。

方药：补中益气汤加减。黄芪 30g，党参 30g，白术 15g，柴胡 5g，升麻 5g，干姜 5g，木香 5g，枳壳 30g，淫羊藿 20g，菟丝子 20g，熟地 20g，五味子 10g，酸枣仁 15g，远志 10g，炒谷芽 20g，炙甘草 5g。14 剂，日 1 剂，水煎，分 2 次服。

2010 年 5 月 26 日二诊：自诉精神、食欲较前改善，大便成形，腰酸、失眠仍有，舌淡，苔白，脉沉细。前方去干姜，加杜仲 20g，续断 15g，首乌藤 30g，14 剂，日 1 剂，煎服法同上。

2010 年 6 月 9 日三诊：自诉精神、食欲佳，面色改善，睡眠质量提高，体力好转，腰酸、自汗减轻，舌淡红苔白脉细。治疗近 1 月，今日复查精液质量：精子密度 28×10^6/ml，精子活动率 41%，A 级精子 15%，B 级精子 20%。各项指标均较前有所提高，说明治疗方向正确。精子密度已经正常，惟精子活力仍未达标，故应加强强精。前方再加巴戟天 20g，14 剂，日 1 剂，煎服法同上。

2010 年 7 月 10 日四诊：患者已治疗 2 个月（期间按原方自取药 2 周），现精神、食欲均正常，面色红润，夜寐安，体力好，无自汗，腰酸已轻，性欲、勃起较前明显好转，二便调；舌淡，红苔薄，白脉缓。

今日再次复查精液质量：精子密度 56×10^6/ml；精子活动率 66%，A 级精子 27%，B 级精子 29%。各项指标均已正常，说明患者生育要求的精子数量、活力已经达标。考虑到 3 个月为一个生精周期，故建议患者继续守上方服药，调理巩固一段时间，并嘱患者在其配偶排卵期间行房事，以增加女方受孕几率。

2010 年 9 月 12 日患者来告，其配偶现已怀孕，自己身体状况良好，无不适表现。

（袁少英，覃湛. 古今名医临证实录·男科卷. 北京：中国医药科技出版社，2013：251-252）

【诠解】　男性不育病位在肾，但与脾胃关系密切。肾藏精，主生殖。肾精包括"先天之精"和"后天之精"两个部分。先天之精禀承于父母，后天之精则来源于脾胃运化之水谷精微。然先天之精必须有赖于后天之精的不断充养，才能发挥主生殖的作用。正如《景岳全书·论脾胃》所说："人之始生，本乎精血之源；人之既生，由乎水谷之养。非精血，无以立形体之基；非水谷，无以成形体之壮。是以水谷之海本赖先天为之主，而精血之海又必赖后天为之资。"

少、弱精子症引起之不育虽不离乎肾，但并非独见于肾。著名中医男科专家徐福松教授尝谓："肾者，男科病病机之枢要也。或肾先病，旁及他脏、他经；或他脏、他经之病，累及于肾，故言男科病之病机，总不离乎肾也。"并在治疗上更推崇《傅青主女科》中的"脾为后天，肾为先天；脾非先天之气不能化，肾非后天之气不能生，补肾而不补脾，则肾之精何以遽生"的观点。因此，对于有些少、弱精子症引起不育的患者，如见脾气虚弱、中气不足之证，治疗上理应以补中益气、调理脾胃为主，以求精血生化有源，达到治病求本的目的。

八、阴虚火旺证

陈士铎医案

（精热难存养，治宜滋阴，水旺而火自平）

男子有精力甚健，入房甚久，泄精之时，如热汤浇入子宫，妇人受之，必然吃惊，反不生育者，人以为久战之故，使妇女兴阑，以致子宫谨闭，精不得入，孰知不然。夫胎胞居于心肾之间，喜温不喜寒，然过寒则阴凝，而胎胞不纳；过热则阳亢，而胎胞难受。交感之际，妇人胎胞之口未有不启，安有茹而吐之乎？惟是过于太热，则口欲闭而不能，中欲受而不得，势不得不弃之于外，以享其清凉之快矣。是以妇人坐娠数十日经来者，正坐于受胎而复堕，非外因之伤，乃精热之自难存养也。然则欲胎气之永固，似宜泻火之有余矣。而火不可泻，泻火必致伤胃，反无生气，何以种玉乎？治法但补其肾中之水，使水旺而火自平。方用平火散：

熟地一两，玄参五钱，麦冬三钱，生地二钱，山药三钱，金钗石斛三钱，沙参三钱，丹皮二钱，水煎服。

连服十剂，精不过热，与妇女交接，便可受胎，且庆永安也。此方补阴而无大寒之虞，泻火而有生阴之妙，无事解氛，自获退炎之益，宜男之道，即在于斯。何必加知母、黄柏大苦寒之药，以求奏效哉？

此症用镇阳丸，长服亦佳。

熟地八两，生地、茯苓、麦冬、山药、地骨皮、沙参各四两，牛膝、天门冬、车前子各二两，玄参八两。

各为末，蜜为丸，每日白滚水送下五钱。服一月而精温和，可以纳矣。

（《辨证录》）

【诠解】 本例患者因阴虚火旺，灼伤阴精，如热汤浇入子宫，妇人受之必然吃惊，反不生育。因胎胞居于心肾之间，喜温不喜寒，过热则阳亢，而胎胞难受，子宫颈口欲闭而不能；着床后却欲受而不得，势不得不弃之于外，而导致流产。故治以滋阴降火之平火散或镇阳丸。方用生地、玄参、麦冬，增液汤方义，清肾宫之热，而又不损伤胃气，此治之巧也。所用诸药，又纯是补水之味，水盛而火自平理也。

陈文伯医案2则

（养阴清热，益肾生精，寒热并用，调和阴阳）

医案1： 马某，男，31岁，工人。

婚后3年，同床未育，其妻经妇科检查有生育能力。头晕，耳鸣，多梦盗汗，性欲减退，时有阳痿，腰膝酸软，睾丸潮热，时有胀痛，二便尚调。舌淡，苔微黄，脉沉细稍数，尺脉不足。精液常规检查，未找到精子。

辨证：阴虚内热，精绝不育。

治法：养阴清热，益肾生精。

拟方：大生地100g，制首乌100g，枸杞子100g，女贞子100g，公英100g，地丁草100g，野菊花100g，黄柏50g，知母50g，淫羊藿50g，仙茅30g，生甘草30g。共研细末，和蜜为丸，每丸9g，每服2丸，日服2次，白开水送服。

疗效：二诊复查，服上方丸药月余，诸症悉减，苔白质红，脉沉细尺弱。继以前方，冀图精复得子。服上药月余，其妻身孕，后生一女儿。

[陈文伯.调和阴阳治则在男性不育症中的应用.北京中医杂志，1992（1）：49-50]

【诠解】 此案例系阴虚内热，日久伤阴耗液，精竭阳衰，造成无精子症。《经》云："精不足者，补之以味。"方中生地、首乌、枸杞、女贞子味厚之品育阴生液，使肾水得润，力挽阴竭液涸之危症；淫羊藿、仙茅取二仙汤方意，阴得阳升而泉源不绝，阴阳调和，得以精生子长；公英、地丁、野菊、黄柏、知母清热滋阴，助阴生液长，无过补之忧。

医案2：郭某，男，27岁，工人。

婚后3年，同居未育，其妻有生育能力。经查：精液枯稠，头晕耳鸣，夜寐梦多，时有盗汗，五心烦热，舌红少津，脉细稍数。

辨证：阴虚精滞。

治法：育阴化滞。

方药：天花粉15g，石斛10g，知母10g，生地10g，泽泻10g，丹皮10g，鲜茅根10g，龟甲6g，15剂。

疗效：二诊复查，诸症悉减，苔少质红，脉细稍数。精液已在1小时内完全液化。嘱继服药前15剂，以观后效。2月余患者转告，其妻身孕。

[姜琳，陈生，陈红，等. 陈文伯从肾论治不育症的13种方法. 北京中医，2006，8（25）：466-469]

【诠解】 精液不液化常与前列腺炎和精囊炎有关，其主要病因病机多系湿热瘀阻。本案患者证属阴虚火旺，精液受灼而浓缩，以致黏稠难化。方中知母、生地、石斛、龟甲育阴滋肾；天花粉、丹皮、鲜茅根、泽泻清肾化滞。滋阴之余不忘清热，使阴阳平和，滞化精畅。

九、心肾不交证

陈士铎医案

（火不济水致精寒，温精毓子交通心肾）

男子有泄精之时，寒气逼入，自难得子，人以为命门之火衰极，谁知心包之火不能助之耶！盖命门之火生于下，必得心包之上火相济，则上下相资，温和之气充溢于骨髓之中，始能泄精之时无非生气。倘命门有火以兴阳，而心包无火以济水，则命门之气散，安能鼓其余火，发扬于精管之中哉？世人治法，但去助命门之火，不去益心包之焰，则精寒不能骤复，必难受胎矣。用温精毓子丹：

人参二两，肉桂一两，五味子一两，菟丝子三两，白术五两，黄芪半斤，当归三两，远志二两，炒枣仁三两，山茱萸三两，鹿茸一对，肉苁蓉三两，破故纸三两，茯神二两，柏子仁一两，砂仁五钱，肉果一两。

各为末，蜜为丸，每日酒送一两。服一料，精变为温矣。

夫无子因于精寒，今精寒易为精热，安有黑熊之无梦者乎？况此温中有补，虽助心包之炎，仍是益命门之气，二火同温，阳春遍体，谓不能生子者，吾不信也。

此症用胜寒延嗣丹，长服亦效。

人参六两，白术、黄芪、菟丝子、巴戟天、鹿角胶、淫羊藿各八两，附子一个，茯苓、炒枣仁各四两，山药六两，远志、肉桂各二两，炙甘草一两，广木香五钱，肉苁蓉一大枚。

各为末，蜜为丸，每早、晚各服三钱。服两月，精热而孕矣。附子用生甘草三钱煮汤一碗，泡透切片，微炒熟。

（《辨证录》）

【诠解】 此为精寒不育，与西医学精液不液化相似，辨证为心肾不交、水火不济。心包之火无以济水，发为精寒，胞宫喜温而恶寒，故难有子。方中阴阳同补，温心包之火，兼顾肾阳，振奋阳气之余，兼以滋阴，故补而不燥，是以水火既济，精寒乃愈。

戚广崇医案

（早泄不育，身心同治）

徐某，男，29岁。

初诊：2011年4月16日。早泄引起不育症，从事IT工作。

结婚2年半未生育，性生活早泄严重，进入阴道3～4秒钟即射精，患者颇为苦恼，终日忧心忡忡，以致不敢同房。性生活间隔时间愈久，早泄愈加严重，甚至尚未进入阴道即射精，妻子甚感不满。

雄性激素检查（LH，FSH，E_2，PRL，T）属于正常范围。舌苔薄白，舌质淡红，脉弦细。

辨证：心神不宁，精关不固。

治法：养心宁神，补肾固精。

方药：自拟固精煎加减。金樱子15g，芡实10g，五味子5g，山茱萸15g，覆盆子10g，桑螵蛸10g，煅龙、牡各30g，湘莲子15g，茯苓10g，远志10g，淮小麦30g，大枣30g，甘草3g。

服药的同时，讲解早泄引起的原因，希望女方能配合患者治疗，鼓励患者多进行性生活。经过近2个月的治疗，早泄症状好转，每次房事可以延长到2~4分钟，不久女方怀孕，后生育一女孩。

（袁少英，覃湛. 古今名医临证实录·男科卷. 北京：中国医药科技出版社，2013：244-245）

【诠解】　现代社会中，男性心理普遍火住，女汉子现象屡见不鲜，新婚夫妇高学历而低性知识者屡见报道。因此，与性功能下降有关的不育，"调其神"非常重要。本例患者初见早泄，忧心忡忡，不知道性生活需要磨合期，每次房事均惶惶不安，而配偶对此不理解，没有相应的性知识，导致病情加重。患者就诊时，检查性激素正常，考虑功能性病因，很大程度上是心理原因。因此，治疗以养神安神、补肾固精为法，重在心理疏导，继而见效，七情致病，古人不欺我也！

十、痰浊内扰证

陈士铎医案

（精中带湿故难嗣，健胃补肾则湿泄）

男子身体肥大，必多痰涎，往往不能生子，此精中带湿，流入子宫而仍出也。夫精必贵纯，湿气杂于精中，则胎多不育，即子成形，生来亦必夭殇，不能永寿者也。凡人饮食，原该化精而不化痰，今既化为精，如何有湿气入之？

不知多痰之人，饮食虽化为精，而湿多难化，遂乘精气入肾之时，亦同群共入。正以遍身俱是痰气，肾欲避湿而不能也。湿即入肾，是精非纯粹之精，安得育麟哉？治法必须化痰为先。然徒消其痰，而痰不易化。盖痰之生，本于肾气之寒；痰之多，由于胃气之弱。胃为肾之关门，非肾为胃之关也。《内经》年久，讹写误传，世人错认肾为胃之关门矣！胃气先弱，不能为肾闭其关门，肾宫又寒，内少真火之运用，则力难铄干湿气，水泛为痰，亦且上浮而不止下降矣。故治痰必当治肾胃之二经，健其胃气而痰可化；补其肾气而痰可消矣。方用宜男化育丹：

人参五钱，山药五钱，半夏三钱，白术五钱，芡实五钱，熟地五钱，茯苓一两，薏仁五钱，白芥子三钱，肉桂二钱，诃黎勒五分，益智一钱，肉豆蔻一枚。水煎服。

四剂而痰少；再服四剂，痰更少；服一月，而痰湿尽除，交感亦健，生来之子，必可长年。

盖此方补肾者十之三，健胃者十之七，胃健而脾更健，以胃强能分消水气，何湿之人肾乎？肾又气温，足以运用，即有水湿之入肾，自能分泄于尾闾，则精成为纯粹之精，生子全美，必然之理也。

此症用纯一丸，长服亦妙。

白术、山药、芡实各二斤，薏仁半斤，肉桂四两，砂仁一两。

各为细末，蜜为丸，每日服一两。服一月，即可得子。

（《辨证录》）

【诠解】 痰湿是不育症的常见原因，盖精中带湿，流入子宫而仍出也，与西医学的精液不液化相类似。现代中医体质学说中的痰湿体质在不育患者中常见，与现代人生活方式及饮食习惯有关，胃气先弱，不能为肾闭其关门，肾宫又寒，内少真火之运用，则力难铄干湿气。故治痰必当治肾、胃二经。宜男化育丹及纯一丸均为健脾补肾为法，健其胃气，而痰可化；补其肾气，而痰可消，区别在于病情的轻重。亦可先予宜男化育丹为开路药，纯一丸缓缓图之。

戚广崇医案

（痰湿内扰难液化，温胆化精提活力）

赵某，男，33岁。

结婚3年未生育，形体虚胖，神疲身困，胃纳不香，口苦口腻，苔白腻，舌质淡红、边有齿印，脉滑。精液 CASA 检查：色灰白，量 6.0ml，液化时间>60分钟，精子计数 $16×10^6/ml$，活动率 24%，Ⅳ级活力精子 18%。

西医诊断：男性不育症（弱精症、精液不液化）。

辨证：痰浊内扰。

治则：化痰祛浊以涤精。

方药：自拟化精煎加减。苍术 10g，姜半夏 10g，厚朴 10g，胆南星 10g，橘红 10g，枳实 10g，竹茹 10g，石菖蒲 10g，茯苓 10g，生姜 10g，甘草 3g。

6月18日复诊：精液液化时间 40 分钟，守原方不变。

7月20日再诊：精液检查量 4ml，液化时间 20 分钟，精子计数 $73×10^6/ml$，活动率 55%，Ⅳ级活力精子 29%。继守 5 月 19 日方加服补中益气丸，每次 8g，日服 2~3 次。

[马传芳.戚广崇诊治精液不液化不育的经验.江西中医药，2001，32（10）：18]

【诠解】 仲景云："病痰饮者，当与温药和之。"患者有典型的痰湿内困症状，方中苍术、姜半夏、生姜、胆南星、茯苓化痰燥湿健脾；橘红、竹茹、枳实、厚朴行气解郁化痰；菖蒲通窍涤精。湿去而精能自清也，乃能液化。可见辨证论治是治疗不育症的根本。

陈志强医案 2 则

（辨病辨证相结合，健脾化痰兼开郁）

医案 1：王某，男，36 岁。

婚后 6 年，同居未育，自诉性生活正常，有排精，无明显不适，家族无遗传病史。女方曾到妇科检查未见异常。多次检查精液 2~3ml，精子密度 $11×10^6~$

15×10^6/ml，精子活力 A 级 0% ~3%，B 级 8% ~12%，B 级 30% ~40%，D 级 40% ~50%，性激素大致正常，血清抗精子抗体 9ng/ml，彩超报告示左侧精索静脉曲张Ⅰ度，未见反流，外生殖器体查未见异常。诉平素工作繁忙，喜肉食，每日抽烟大半包，间有饮酒。既往无特殊病史。

体型稍胖，时有疲乏，口干口苦，腰酸，胃口一般，喜叹息，间有睡眠不好，大便正常，小便时黄。舌淡红有齿印，苔厚腻淡黄。脉滑弦，重按无力。

诊断：原发性不育，弱少精症。

辨证：痰湿内阻，肝郁脾虚。

治法：行气化痰除湿为先，佐以健脾开郁。

方药：温胆汤合小柴胡汤加减。法半夏 10g，茯苓 15g，陈皮 5g，枳壳 15g，竹茹 5g，柴胡 10g，赤芍 15g，浙贝 15g，瓜蒌皮 15g，白术 10g，黄芩 10g，甘草 5g。

另嘱戒烟酒，注意适当休息锻炼，饮食调理。

二诊：服药 7 剂后，自诉精神好转，二便调，无明显不适，舌苔减少，脉略细滑。

辨证：肝郁脾虚为主。

治法：疏肝，健脾，补肾。

方药：小柴胡汤合逍遥散加减。法半夏 10g，茯苓 15g，陈皮 5g，枳壳 15g，柴胡 10g，白芍 15g，浙贝 15g，桑寄生 15g，白术 10g，太子参 15g，郁金 15g，黄芩 10g，菟丝子 15g，甘草 5g。

又服药 7 剂，诉无明显不适，继续中药随症加减调理，3 个月后复查精液 70×10^6/ml，活动率 65%，A 级 17%，B 级 36%，C 级 32%，D 级 25%。1 月后来报妻子停经，检查已怀孕。

（袁少英，覃湛.古今名医临证实录·男科卷.北京：中国医药科技出版社，2013：247）

【诠解】 患者西医检查提示少弱精子症，伴轻度精索静脉曲张，若按一般中西医结合思路，多以活血补肾为法。然四诊合参，本案患者体型偏胖，古有"肥人多痰湿"之说，并有疲劳、纳差；平素工作忙，压力大，善太息。以上为典型之肝郁脾虚证，口苦、口干、尿黄，有肝郁化热之象，故以疏肝健脾为法，兼以补肾。先以温胆汤合小柴胡汤行气化痰除湿，佐以健脾开郁。待患者湿邪一去，中焦之土旺，再以小柴胡汤合逍遥散加减疏肝健脾补肾，从而提高精液质量，最后使其配偶得以怀孕。

医案2：丁某，男，32 岁。

婚后 4 年余，同居未育。女方检查未见异常，婚前曾经人流 1 次。曾经往医院检查，被告知精子活力差，口服维生素 E、生精胶囊等未能改善。又转往当地中医治疗，给予补肾壮阳中药以及煲汤（羊鞭、海狗肾等），均未能受孕。平素尤烟酒等特别嗜好。自诉性生活正常，无明显不适。既往无睾丸炎、会阴外伤手术史，无肝炎肾炎等病史，无家族遗传病史。弟、妹已婚育。

检查精液 3ml，精子密度 $28 \times 10^6/ml$，活动率 45%，其中 A 级 3%，B 级 12%，C 级 36%，D 级 49%，圆细胞 0~3 个/HP，凝集（++），液化时间>2 小时；性激素 5 项未见异常，血清抗精子抗体 263ng/ml，彩超报告左侧精索静脉曲张 I 度，未见有反流。

体型稍胖，发育良好，全身体检未见异常，外生殖器检查阴茎发育良好，尿道开口正常，未见包茎等畸形；阴囊无皮疹糜烂，双侧睾丸对称，大小正常，约 26ml，弹性好，附睾无结节增大，输精管存在，光滑无结节。

面色微暗，口干，胃口好，睡眠差，时常心烦，大便偏硬，小便时黄。舌淡红苔薄白。脉弦滑。

辨病：免疫性不育，弱精子症。

辨证：气郁痰阻，阴阳失调。

治法：解郁化痰，调整阴阳。

方药：四逆散加味。柴胡 10g，枳壳 10g，法半夏 10g，郁金 15g，麦冬 15g，山茱萸 15g，白芍 15g，浙贝母 15g，丹参 15g，白花蛇舌草 15g，瓜蒌皮 15g，土茯苓 15g，神曲 15g，甘草 5g。

继续中药随症加减调理。2 个月后复查血清抗精子抗体 132ng/ml，精液质量明显改善；再予中医治疗 3 个月后，复查血清抗精子抗体 82 ng/ml，精液检查大致正常；女方月经不调经中药调理后有好转。半年后其妻怀孕。

（袁少英，覃湛．古今名医临证实录·男科卷．北京：中国医药科技出版社，2013：248-249）

【诠解】 本例患者乃免疫性不育，弱精子症。免疫性不育与感染、精索静脉曲张等有关，西医治疗免疫性不育，常用糖皮质激素治疗，但因激素副作用大，且给药途径、剂量、给药间歇及治疗持续时间没有统一标准，故患者就诊时常拒绝西医激素疗法。中医治疗免疫性不育以调理阴阳平衡为大法，有较大优势。

本例患者就诊前曾服用多种补肾壮阳药物，导致阴阳失调，兼有气郁痰阻，故以四逆散加减解郁化痰，调和阴阳。经一个生精周期治疗后，患者精液已正常，抗精子抗体逐渐下降。此外，本案妙在夫妻同治，患者此前同居 4 年未育，故在男方调精同时，不忘女方调经，阴平阳秘，从而短期奏效。

十一、肝气郁结证

陈士铎医案
（木失条达宗筋弛，疏肝解郁心气顺）

男子有怀抱素郁而不举子者，人以为命门之火不宣也。谁知心、肝二气之滞乎！夫火性炎上，忧愁则火气不扬，欢愉则火气大发，而木性条达，摧阻则木气抑而不伸，悠扬则木气直而不屈。处境遇之坎坷，值人伦之乖戾，心欲怡悦而不能，肝欲坦适而不得，势必兴尽致索，何风月之动于中，房帏之移其念哉？久则阳痿不振，何以生子！虽然，人伦不可变，境遇不可反，而心气实可舒，肝气实可顺也。吾舒其心气，则火得遂其炎上之性；吾顺其肝气，则木得遂其条达之性矣。自然木火相通，心肾相合，可以久战以消愁，可以尽欢以取乐，宜男之道，亦不外于是矣。方用忘忧散：

白术五钱，茯神三钱，远志二钱，柴胡五分，郁金一钱，白芍一两，当归三钱，巴戟天二钱，陈皮五分，白芥子二钱，神曲五分，麦冬三钱，丹皮三钱。水煎服。

连服十剂，郁悖之气不知其何以解也。因郁而无子，郁解有不得子者乎！方中解郁，未常无兴阳、种玉之味，倘改汤为丸，久服则郁气尽解，未有不得子者也。

此症用适兴丸长服亦佳。

白芍一斤，当归、熟地、白术、巴戟天各八两，远志二两，炒枣仁、神曲各四两，柴胡八钱，茯神六两，陈皮八钱，香附、天花粉各一两。

各为细末，蜜为丸，每日白滚水送服四钱。服一月，怀抱开爽，可以得子矣。

（《辨证录》）

【诠解】 此案为阳痿不育，而病机在于肝气郁结宗筋，木失条达而宗筋弛，故阳痿不振，没有有效的射精，谈何生育？故治以"忘忧散"，方中诸药一方面疏肝解郁，另一方面养心安神，酌情交通心肾，是故能乐而忘忧，从而起痿，是以精达胞宫，故能有子。

十二、气滞血瘀证

王琦医案

（活血化瘀治筋瘤，补肾活血乃生精）

肖某，男，26 岁。

患者诉结婚 2 年半，夫妇婚后均未采取避孕措施，女方未孕。女方经系统检查未发现不孕因素，妇科建议男方进行检查。患者全身无明显不适症状，时感左侧睾丸胀痛，遇凉加重，性情急躁易怒，阴囊处潮湿，无尿频、急、痛、浊，无腰酸、腰痛及会阴部不适，性功能及性生活正常。舌红苔白，脉弦。

外科检查：左侧精索静脉曲张 II 度，外生殖器、睾丸、附睾未见异常。查精液常规示：量 2.5ml，色乳白，立即液化，pH7.0，精子计数 $18 \times 10^6/ml$，活率 20%，活力（3、4 级精子）2%，畸形率 25%，白细胞计数 0～1 个/HP。

西医诊断：男性不育症合并精索静脉曲张。

辨证：瘀血阻络。

治法：活血化瘀，益肾生精。

方药：丹参 15g，蒲黄 10g，益母草、王不留行、薏苡仁、路路通各 15g，当归、续断、车前子、菟丝子、枸杞子、五味子、肉苁蓉各 10g，熟地黄、刺蒺藜各 15g，日 1 剂，早、晚分服。

（王琦．王琦男科学．郑州：河南科学技术出版社，1997：596）

【诠解】 婚后 1 年以上，未避孕未能生育，即可诊断为不育症，应早检查、早发现、早治疗。本例患者配偶检查正常，患者精液质量差，少弱畸形精子症。究其原因，与精索静脉曲张（筋瘤）有关，久未怀孕故肝郁气滞，急躁易怒，筋瘤导致局部血流不畅，故时感左侧睾丸胀痛，血瘀于阴囊，瘀而化热，故阴囊潮湿。西医学表明，精子质量与阴囊温度成反比，一般情况下，阴囊温度要低于体温 1~2℃，而精索静脉曲张会导致局部温度上升。故方中除了活血化瘀、益肾生精之余，用王不留行、薏苡仁等兼以清下焦湿热，画龙点睛。

戚广崇医案

（活血通精治少精，补益肾精顾其本）

徐某，男，30 岁，工人。

初诊日期：1984 年 1 月 10 日。

婚后 2 年半尚未生育，性生活正常，神疲肢倦，形寒畏冷。入冬尤甚，脱发较多，精液常规检查 3 次均不正常，精子极少，高倍镜仅见 2~6 只精子，活动率差。外生殖器检查：左侧精索静脉中度曲张，余无明显异常。经用 HCG、维生素 E 等治疗半年余未效，由我院外科介绍而来。舌苔薄白，舌淡红，脉细。

辨证：瘀阻下焦，肾精亏虚。

治法：活血化瘀，补益肾精。

处方：紫丹参 15g，蓬莪术 15g，川牛膝 15g，土鳖虫 10g，当归尾 10g，熟地 15g，川续断 10g，制狗脊 10g，淫羊藿 15g，肉苁蓉 10g，鹿角霜 10g，川桂枝 5g，熟附块 5g，坎气 1 条。

服 20 剂后，复查精液，精子计数 $15 \times 10^6/ml$，活动率 60%。上方去附子、桂枝，加黄芪 10g，共服 56 剂，妻子遂怀孕。

[戚广崇．活血补肾治疗精索静脉曲张所致的男子不育举隅．北京中医杂志，1987（3）：58-59]

【诠解】 精索静脉曲张属于筋瘤范畴，主要病因是瘀血，而活血化瘀是治疗本病的基本原则。患者属于重度少精子症，曾经用西药常规治疗，如激素治疗及抗氧化治疗无效，伴随典型的肾阳不足症状，故除了大队的活血药之外，还要适当地温阳补肾，一方面生精，一方面通精，双管齐下，故有奇效。

陈志强医案

（气滞血瘀伤阴精，行气活血精得生）

林某，男，33 岁。

婚后 5 年，同居未育。女方检查未见异常。曾往男科医院诊治，被告知精子数量少且活力差，但用过中西药物治疗 1 年多，精液质量未见改善。既往无其他特殊病史。自诉每年单位常规体检未见异常。平素阴囊会阴部常有灼热隐痛不适，但小便正常，性生活正常。并见口干，大便干结。无腰痛疲乏，胃口一般，睡眠较差，常做梦。

复查精液 2.5ml，精子密度 $28×10^6/ml$，活动率 35%，其中 A 级 2%，B 级 16%，C 级 38%，D 级 44%，凝集（卌），液化时间>2 小时；性激素 5 项未见异常，血清抗精子抗体 63ng/ml。

体型中等，发育良好，外生殖器检查双侧睾丸对称，大小正常，约 26ml，弹性好，附睾无结节增大，输精管存在，光滑无结节，左侧阴囊可扪及精索静脉曲张。肛检前列腺大小正常，无结节及明显压痛。前列腺液常规检查白细胞 0 ~ 3 个/HP，卵磷脂小体（卌）。彩超报告左侧精索静脉曲张，并有反流，右侧精索静脉曲张Ⅰ度，未见反流。舌质边稍红干，中有裂纹，苔薄干微黄。脉弦细略数。

辨病：少弱精子症，精液迟缓液化症，左侧精索静脉曲张Ⅱ度。

辨证：气滞血瘀，化热伤阴。

治法：祛瘀通络，清热养阴。

方药：金铃子散和失笑散加减。五灵脂15g，蒲黄10g，川楝子10g，延胡索

15g，生地 15g，竹叶 5g，牛膝 10g，桑寄生 15g，蒲公英 15g，丝瓜络 15g，地龙 10g，白茅根 15g，甘草 5g。中成药：前列清颗粒剂，冲服。指导饮食生活起居调理。

二诊：服药 14 剂后，会阴灼热隐痛不适明显减轻，改为养阴清热通络为主，用二至丸合小活络丹加减。

方药：女贞子 15g，旱莲草 15g，桑寄生 15g，地骨皮 15g，赤芍 15g，丹皮 10g，桃仁 10g，丹参 15g，牛膝 10g，郁金 15g，甘草 5g。

继续中药加减治疗，调理 3 个月后，精液质量明显改善，30 分钟液化。其后女方怀孕，足月顺产。

（袁少英，覃湛. 古今名医临证实录·男科卷. 北京：中国医药科技出版社，2013：249-250）

【诠解】 本案有热有瘀，就诊时以会阴灼热隐痛为主症，急则治其标，先予金铃子散和失笑散活血止痛，疼痛缓解后予标本同治，予二至丸合小活络丹加减以养阴清热通络。精索静脉曲张属于中医"筋瘤"范畴。《洞天奥旨》云：筋瘤者，乃筋结成于体上也。初起之时，必然细小，按之乃筋也，筋蓄则屈，屈久成瘤而渐大矣。其基本病机为血瘀，因此在辨证的基础上，仍要抓住基本病机，滋阴补肾之余不忘活血通经，方能奏效。

十三、气虚血瘀证

崔学教医案

（筋瘤治以益气升提、行瘀活血，补中益气汤合槐榆煎加减）

阮某，男，35 岁。

2006 年 1 月 16 日初诊：结婚 4 年未育，女方检查正常。曾在外院诊断为左侧精索静脉曲张Ⅲ级，并于 2005 年 11 月行左侧精索静脉高位结扎术。近半月来患者又出现阴囊坠痛，休息则轻，疲劳则重。查体：左侧精索静脉曲张Ⅱ级，左侧睾丸容积>15ml，双侧附睾未扪及结节。舌暗红，脉弦细。精液分析结果示：液化时间 50 分钟，精子密度 16.35×10^6/ml，A 级 13.65%，B 级 20.82%。

西医诊断：①左侧精索静脉曲张术后；②弱精子症。

中医诊断：筋瘤（气虚血瘀证）。

治法：益气升提，活血化瘀。

处方：黄芪、丹参各30g，升麻、柴胡各3g，槐花、桑椹子、菟丝子各20g，覆盆子15g，陈皮5g。14剂，每天1剂，水煎，早、晚分服。

服药半月后二诊：阴囊坠胀明显减轻，复查精液分析液化时间35分钟，精子密度29.53×10^6/ml，A级23.82%，B级28.62%。效不更方，守方续服半月后基本痊愈，后嘱患者续服1月，以巩固疗效。

2006年9月20日精液分析结果示：液化时间35分钟，精子密度72.54×10^6/ml。A级38.14%，B级22.36%。随访复查2次精液分析均已正常。

[关伟. 崔学教教授治疗精索静脉曲张经验介绍. 新中医，2007（39）：9-10]

【诠解】 崔学教教授主张以辨曲张分度、辨临床症状、辨治疗目的等综合分类方法治疗精索静脉曲张，依据患者的年龄、症状程度及治疗目的等具体情况选择不同的治疗方法。

袁少英医案

（精索静脉曲张性不育，从瘀论治）

杨某某，40岁，工人。

初诊日期：2014年12月24日。

因"结婚1年，未避孕未育"就诊。患者平素无特殊不适，性生活规律正常，1年未避孕，性功能正常，纳眠可，二便调。无药物及食物过敏史，无家族遗传病史，无重大内科疾病史。查体：外阴形态正常，双侧睾丸大小正常，压痛（-），双侧附睾正常，精索静脉曲张左侧Ⅱ度，右侧Ⅰ度。舌质暗红，舌苔微黄，脉沉细。

辅助检查：精液量5ml，液化时间30分钟，精子浓度50.02×10^6/ml，总活力30.2%，A级精子14.22%，B级精子8.75%，前向运动精子（A级+B级）22.98%；精子形态染色分析2%，精子低渗肿胀试验47%。

西医诊断：精索静脉曲张性不育。

中医诊断：筋瘤致不育，证属气虚血瘀。

治法：益气生精，活血通精。

处方：丹红通精方。失笑散 10g，水蛭 3g，红景天 15g，北芪 30g，丹参 20g，桃仁 10g，红花 6g，穿破石 15g，牡蛎 30g，川牛膝 10g，14 剂。每天 1 剂，水冲至 300ml，分 3 次服用。

半月后复诊：服药无明显不适，继续同前用药半月。复查精液常规：精液量 5.4ml，液化时间 30 分钟，精子浓度 $65.52 \times 10^6/ml$，总活力 63.41%，A 级精子 18.89%，B 级精子 26.82%，前向运动精子（A 级+B 级）45.71%；精子形态染色分析 3%，精子低渗肿胀试验 65%。继续予以上方 1 月，嘱其勿避孕，规律房事。其后未再续诊。2015 年 3 月 10 日随访，获知其妻已孕 1 月余。

（耿立果整理）

【诠解】 精索静脉曲张是由于自身血管解剖因素影响血液回流，导致瘀血而形成，并非由先天禀赋不足、房劳过度、久病伤肾等肾虚证病因而导致。虽然不同人群可能有不同的症状，但其根本是有形之邪——瘀血。从另一角度来说，在中医病因学里导致瘀血形成的原因有气滞、气虚、血寒、肾虚等，正好是精索静脉曲张长期存在所产生的结果：瘀阻经脉、气血运行不畅可致气滞；瘀血日久，新血不生，气失濡养，可见气虚；瘀阻日久化热，灼伤阴精，阴精又由于血瘀失去了后天气血濡养补充，更加亏损。丹红通精方是袁少英教授临床应用多年的经验方，常用于男科疾病中的血瘀或兼气虚之证，该方以《太平惠民和剂局方》中失笑散和水蛭、红景天为君药。失笑散（蒲黄、五灵脂），活血祛瘀，散结止痛；水蛭破血逐瘀而不伤新血；红景天既可活血化瘀，又能健脾益气；黄芪补气升阳扶正，兼能托毒排脓生肌；丹参、桃仁、红花活血止痛为臣药。穿破石活血通络；牡蛎软坚散结为佐药。川牛膝活血兼有引药下行之功为使药。全方共奏益气生精、活血通精之功。

十四、湿热蕴结证

王琦医案

（湿热蕴结碍液化，清热利湿兼养阴）

张某，男，34 岁。

患者诉婚后 7 年不育。婚后一直生活在一起，性生活 2 次/周，未避孕，妻子妇科检查无异常，具备生育能力。1989 年 5 月，患者在某医院行精液常规检查，发现精液不液化。半年来服用各种中、西医药无效，1993 年 4 月 9 日来北京生殖医学门诊就诊。男科检查：左睾 24 号、右睾 25 号，其他（-）。精液分析：乳白色，量 2.5ml，黏稠度高，拉丝度 2 小时 10cm，pH7.5，计数 $88×10^6/ml$，活率 81%，慢速直线运动 40%，无活动力 60%。患者嗜烟，20 支/天，现感口苦、口干，小便黄，易汗出，盗汗，大便正常，舌质红，苔黄，脉弦滑。

西医诊断：男性不育症（精液不液化）。

辨证：湿热蕴结。

治法：清热利湿，养阴通络。

方药：蒲公英、薏苡仁各 15g，车前子（包煎）、金银花、连翘各 10g，夏枯草 15g，泽兰 10g，丹参 15g，淡豆豉 10g，乌梅 10g，山楂 10g，麦芽 15g，鸡内金 10g，牡蛎 20g，甘草 6g。

（王琦. 王琦男科学. 郑州：河南科学技术出版社，1997：395）

【诠解】 本例患者配偶检查生育能力正常，诊断男性不育症明确，精液检查提示精液不液化及弱精子症。平素嗜烟，烟乃热毒之邪，易与湿互结，故见口苦、口干、小便黄，日久灼伤阴精，故见盗汗。方中以蒲公英、薏苡仁、车前子、金银花、连翘、夏枯草清热利湿，取酸甘化阴之义；予淡豆豉、乌梅、山楂、麦芽、鸡内金、牡蛎养阴促液化；予泽兰、丹参活血通精，甘草调和诸药。精液不液化是精子活力下降的原因之一，本方通过调整液化，提高精子活力，中西医结合思路明确，清热滋阴兼以活血。现代中药学研究表明，淡豆豉、乌梅、山楂、麦芽、鸡内金、牡蛎等药对精液液化均有较好的促进作用。

十五、不明原因不育

秦国政医案

（无证可辨，宜补肾活血）

柏某，29 岁，干部，昆明人。

初诊日期：2009 年 3 月 15 日。

因"结婚 1 年一直未避孕未育"就诊，患者平素无明显不适，未曾诊治。既往体健，无特殊病史，否认过敏史，查体同平常人。检查：EPS-RT（－），NGU（－），性激素六项（－），AsAb（－）。CASA：3ml，灰白色，pH7.2，30 分钟液化，密度 $8.8×10^6$/ml，精子活动率23.5%，A+B 级——5.8%＋5.8%，精子畸形率41%。

诊断：无症状，原因不明，少弱精症性不育。

治疗方案：聚精助育汤合桃红四物汤（生、熟地各 15g，制首乌 15g，川续断 15g，枸杞子 30g，菟丝子 20g，生、炙黄芪各 30g，太子参 30g，沙苑子 30g，黄精 10g，益母草 15g，鸡血藤 30g，丹参 30g，桃仁 10g，红花 10g，当归 10g，白芍 12g，川芎 10g），辅以黄精赞育胶囊、补中益气丸、维生素 E、枸橼酸氯米芬。嘱患者忌烟酒、可乐、咖啡，服药 1 周后复诊。

二诊：诉服药后全身无不适，查体无特殊。继服原方 2 月。

三诊：诉无不适，查体无特殊。复查 CASA：2ml，灰白色，pH 7.4，30 分钟液化，密度 $26.9×10^6$/ml，精子活动率 59.6%，A＋B 级——42.3%＋13.5%，精子畸形率2%。继予上方 4 周药。

2 月后未见患者来诊，遂电话随访。患者诉其妻月初 B 超检查已孕。

（袁少英，覃湛. 古今名医临证实录·男科卷. 北京：中国医药科技出版社，2013：257）

【诠解】 方中以大量健脾益肾药之补药，增强机体免疫力；配伍《医宗金鉴·妇科心法要诀》中桃红四物汤之妇科调经药来加强活血化瘀、通络生精之功，达到异病同治的效果。此方适用于少精症伴有腰膝酸软、阳痿、早泄、神疲乏力、大便溏稀，舌淡红，苔白或薄白，脉沉弱或弦细；或无明显不适症状，仅表现为少精子症。此症多属虚实夹杂或虚证，以脾肾亏虚、瘀阻精窍为主，宜健脾益肾，化瘀通精。

前列腺炎

一、湿热下注证

孙一奎医案 2 则

（清热利湿，兼顾阴分）

医案 1：吴之清客周刍玉者，豪放不拘，人言有晋人风，酒后益恣而好男色，因患白浊。吴医有以补中益气汤升提者，有以六味地黄丸补阴者，有以五苓散、六一散渗利者，有为降火者，有为温补者，不效。又以草头药乱进之，肌瘦如削，膝软如痿，患有年所矣。因绍介吴太学北海而谒余，恳为治之。诊其脉，右寸关皆数。余曰：皆由酒后不检所致也。中宫多湿多痰，积而为热，流于下部，故浊物淫淫而下，久不愈矣。予以加味端本丸服之而瘳。

白螺蛳壳四两，牡蛎、苦参、葛根、黄柏各二两，陈皮、半夏、茯苓各一两，甘草五钱。面糊为丸，令早、晚白汤下三钱。

（《孙文垣医案》）

医案 2：潘见所弱冠患白浊，医治三年不愈。其脉两寸短弱，两关滑，两尺洪滑。孙东宿曰：君疾易愈，第待来春之仲，一剂可瘳，而今时不可。因问：何以必待来年。孙曰：《经》云"升降浮沉必顺之"，又云"天时不可伐"。君脉为湿痰下流证也。洪大而见于尺部，是阳乘于阴，法当从阴引阳。但今冬令，为闭藏之候。冬之闭藏，实为来春发生根本，天人一理。若不顾天时，而强用升提之法，是伐天和而泄元气。根本既亏，来春何以发生？闻言不信，别寻医药，仍无效。至春分，东宿以白螺蛳壳火煅存性四两，牡蛎二两，半夏、葛根、柴胡、苦参、川柏各一两，曲糊丸。早、晚服，名曰端本丸，不终剂而痊愈。

（《古今医案按》）

【诠解】 白浊乃小病，今人亦有一二年不愈者，皆是用药无律。白浊大抵属湿热为多，有渔猎勉强之男色者。有醉酒及用春方以行房，忍精不泄者，皆使相火郁遏，败精瘀腐而成。缘中宫不清，痰浊下流，渗入膀胱，治当审小便痛与不痛。若小便将行而痛者，气之滞也；行后而痛者，气之陷也；若小便频数而痛，此名淋浊。凡治淋、浊二症，先当用此以清中宫湿热痰气，即易愈。丹溪云：二陈汤加升提之法，能使大便润而小便长。此端本澄源之意，服二三剂，然后看气血孰虚，乃用对症之药，此最万全之法也。

本方中苦参解酒毒，补阴气，清湿热，补阴最捷；牡蛎、蛤粉、白螺蛳壳，此三味燥湿，清痰；葛根解酒热而引清气上升。时医好用渗利之药，殊不知久浊不愈者多阴虚，而渗利在所当忌。又不可先用补剂及止涩之药，盖此症始末有不因于湿热下流者，补涩太早，反闭其邪，浊愈甚矣。由是有积年累月不效者，皆治法失先后次第故也。

吴鞠通医案 3 则
（三焦立论，治浊重在湿热）

医案 1：王，十七岁。

湿土司天，湿热下注，致成淋症，茎肿。

萆薢三钱，白通草一钱，甘草梢三钱，茯苓皮五钱，滑石二钱，生苡仁五钱，车前子二钱，泽泻三钱，芦根三钱。

十五日：于前方内加黄柏炭三钱。

医案 2：郎，五十六岁。

便泻带血，既有膀胱之湿，又有小肠之热，用导赤合四苓汤法。

猪苓三钱，茯苓皮五钱，萆薢五钱，泽泻三钱，次生地五钱，甘草梢一钱，淡竹叶二钱，木通三钱，飞滑石五钱。

十二月初一日：少腹痛，于前方内加川楝子三钱，小茴香炭三钱。

医案 3：叶，四十五岁。

乙酉年七月初一日：金实无声，六脉俱弦，痰饮兼之湿痹，小便白浊，先予行湿。

茯苓皮五钱，川草薢五钱，通草一钱，桂枝五钱，防己三钱，蚕沙五钱，半夏五钱，杏仁泥四钱，生苡仁五钱，甘草一钱，滑石六钱，服七帖。

十四日：复诊加猪苓三钱，泽泻三钱。

九月初三日：伏饮湿痹便浊，前与淡渗通阳，已服三十帖，因停药二十余日，现在饮又上泛，胸满短气，腰酸、淋浊未除，且与行心下之饮，脉弦细，阳不复。

姜半夏五钱，杏仁四钱，云苓皮五钱，广陈皮三钱，防己四钱，桂枝三钱，枳实四钱，草薢五钱，通草钱半，晚蚕沙三钱。

十二日：服九帖。去杏仁、防己，加薏苡五钱，又服三十余帖。

十月初五日：痰饮、痹症、淋浊，皆寒湿为病，误予补阴，以致湿邪胶痼沉着，急难清楚。前予开痹和胃，现今虽见效不少，究竟湿邪为患，阴柔之邪，久为呆补所困，难以旦夕奏功也。

桂枝四钱，川草解五钱，泽泻三钱，姜半夏六钱，滑石六钱，云苓皮五钱，广皮五钱，蚕沙三钱，车前子三钱，枳实三钱，猪苓三钱，生苡仁五钱。煮三杯，分三次服。

十月二十五日：浊湿误补久留，与开太阳阖阳明法，数十帖之多，虽见大效，究未清楚，小便仍间有浊时，腿仍微有酸痛。

姜半夏一两，桂枝四钱，片姜黄二钱，广陈皮五钱，通草一钱，川草薢五钱，晚蚕沙三钱，川椒炭三钱，生苡仁五钱，防己三钱，猪苓三钱，小枳实二钱，茯苓皮五钱。

十一月十八日：痹症夹痰饮，小便浊，喉哑，先开上焦，后行中下之湿，余有原案。

苦桔梗五钱，甘草三钱，杏仁五钱，半夏一两，云苓皮五钱，生苡仁五钱，喉哑服此。

备用方：桂枝四钱，广皮三钱，生苡仁五钱，云苓皮六钱，半夏六钱，蚕沙三钱，川草薢五钱，车前子四钱，滑石一两，川黄柏盐水炒三钱。便浊服此。

（《吴鞠通医案》）

【诠解】 吴鞠通在继承前人理论和证治经验的基础上，创立了温病三焦辨证理论，说明温病自上而下的传变规律，补充了卫气营血辨证的不足，并在这一基础上又提出了"治上焦如羽，非轻不举；治中焦如衡，非平不安；治下焦如权，非重不沉"的治疗原则，形成了一整套温病辨证治疗体系。

上三案，辨证均为湿温，湿之化气，为阴中之阳，氤氲浊腻，变迁最幻，愈期最缓。肺不通调水道，下输膀胱，天气病地气因而不利，故小便短涩黄热。治法总以轻开肺气为主，肺主一身之气，气化则湿自化，即有兼邪，亦与之俱化。湿气弥漫，本无形质，宜用体轻而味辛淡者治之。辛如杏仁、半夏，淡如薏苡仁、通草、茯苓、泽泻等。启上闸，开支河，导湿下行以为出路，湿去气通，诸症皆除。

张聿青医案2则

（湿热下袭，清利勿过）

医案1：施左　淋浊而于溲毕作痛，阴虚湿热下袭也。

秋石四分，牛膝梢三钱，生薏仁四钱，官桂四分，磨沉香四分（冲），萆薢二钱，甘草梢五分，车前子三钱，藕汁一酒杯（冲）。

二诊：淋痛稍退，再清下焦湿热。

制半夏一钱五分，云茯苓三钱，牛膝梢三钱，泽泻一钱五分，广皮一钱，甘草梢五分，车前子三钱，龟甲心（炙，先煎）五钱，二妙丸（开水先服）。

医案2：徐左　淋浊之症，痛者为火，不痛者为湿。小溲之后，马口不净，其为湿流于下，显然可见。萆薢、橘皮、生薏仁、猪茯苓、制半夏、块滑石、建泽泻、二妙丸。

二诊：小溲虽不甚痛，而马口不净。还是湿热混淆，驾轻走熟。再利水而固精宫。制半夏、焦苍术、川萆薢、川黄柏、猪苓、生熟薏、车前子、上广皮、赤白苓。

（《张聿青医案》）

【诠解】 张聿青认为淋浊一症，多因湿温。医案1溲毕作痛，辨证为阴虚湿热下袭，治疗以薏苡仁、甘草梢、车前子、藕汁等养阴清利下焦湿热，同时辅以少量官桂、沉香温阳助气化，萆薢分清泄浊。医案 2 提出淋浊之症，痛者为火，不痛者为湿，这在治疗淋浊的辨证上具有指导性意义。尿不尽则为湿流于下，治疗仍为养阴清利湿热。

费绳甫医案

（虽以苦寒清湿热，必兼甘淡养胃阴）

湿热下注，膀胱气化无权，小溲茎中作痛，甚则白浊时下。湿热必须清化，投补太早，禁锢湿热，无从宣泄，蕴结于中，脉来沉细。治宜清化湿热，兼养阴调气法。

川草薢一钱半，黑山栀一钱半，肥知母一钱，南沙参四钱，生甘草五分，桑枝一尺，白茯苓四钱，川石斛三钱，冬瓜子四钱，川楝肉一钱半，银杏肉十粒。

（《费绳甫先生医案》）

【诠解】　费绳甫认为其下焦湿热必须清化，切忌投补太早，以免关门留寇。但清化湿热时须谨记养阴调气，切勿利湿伤阴。

丁甘仁医案

（水液混浊皆属热，清肝渗湿兼祛瘀）

史左　溲浊淋沥赤白，溺时管痛，湿胜于热则为白，热胜于湿则为赤。《经》云：诸转反戾，水液浑浊，皆属于热。一则热迫血分，一则湿郁下焦，瘀精留滞中途，膀胱宣化失司，赤浊、白浊所由来也。拟清肝火，渗湿热，佐去瘀精。

龙胆草一钱五分，粉草薢三钱，细木通八分，黑山栀一钱五分，远志肉一钱，滑石三钱，生草梢八分，粉丹皮一钱五分，琥珀屑（冲）三分，淡黄芩一钱五分，川雅连三分，通草八分。

（《丁甘仁医案》）

【诠解】　浊为败精，出自精窍，内虽大痛，而尿自清，或在尿前，或在尿后、便后尚有余滴而沥，马口常湿。淋自膀胱，出于尿窍，或膏或血，与尿并出，出则无余。若心阳亢而下注者，利其火腑；湿热甚而不宣者，彻其泉源。此案为湿热蕴结下焦，瘀精留滞中途，膀胱宣化失司，故以龙胆草、黑山栀、丹皮等清肝火；黄芩、滑石等渗湿热，佐以琥珀去瘀精。

王渭川医案

（清热化湿，随症加减）

梁某，男，46岁。

初诊：1974年4月24日。中旬发觉精液中有血，射精时有痛感，经四川医学院诊断为"前列腺炎"。精液中有红细胞、脓细胞。排尿次数增多，排尿困难，小腹有下坠感。脉舌基本正常。

辨证：湿热蕴结下焦。

治法：清热化湿，敛血疏导。

方药：银甲煎剂加减。金银花9g，连翘12g，红藤24g，蒲公英24g，大青叶9g，败酱草24g，桔梗9g，茵陈蒿12g，仙鹤草60g，蜈蚣2条，乌梢蛇9g，阿胶9g，炒五灵脂12g，藿香6g，琥珀末6g（冲服或布包煎），柴胡9g。1周6剂，连服2周。

二诊：5月20日。服上方后，射精时痛感消失，精液中已无血液，小便逐渐正常。仍感精力不足，睾丸有下坠感。脉舌同前。

治则：守前法继进。

处方：前方去金银花、连翘、大青叶、败酱草，加党参24g，鸡血藤18g，生黄芪60g，荔枝核12g，橘核12g，炒蒲黄9g，炒升麻24g。1周6剂，连服2周。

三诊：6月8日。病渐愈，眠、食均好。到四川省某医院复查，精液中已查不到脓细胞和红细胞。睾丸无坠痛感，小便正常。但有时心悸，腰部胀痛。脉舌同前。

治则：守前法继进。

处方：前方去橘核、荔枝核、炒升麻，加炒五味子12g，杜仲9g，续断24g。1周6剂，连服4周。

四诊：8月10日。诸症悉解，病已痊愈。患者要求开一张预防发病方。

处方：党参24g，鸡血藤18g，生黄芪24g，红藤24g，蒲公英24g，紫花地丁15g，仙鹤草60g，荔枝核12g，生龟甲24g，琥珀末6g（冲服或布包煎）。

面嘱患者平时不必服，若小便黄而有沉渣时服用。

（王渭川．王渭川临床经验选．西安：陕西人民出版社，1979：196-198）

【诠解】　前列腺既罹炎症，局部充血肿胀，常易出现射精痛、排尿困难、小腹下坠感，瘀血刺激盆腔神经，又可以导致尿意频繁。故治疗当以金银花、连翘、红藤、蒲公英等清热化湿而抗炎消肿，加用仙鹤草、五灵脂、琥珀活血敛血，加入柴胡疏导。中期因睾丸坠胀，故用大剂量黄芪、升麻以升提，再用荔枝核、橘核以行气散结。三诊诸症减，有时心悸、腰部胀痛，以五味子养心，杜仲补肾壮腰。预防发病方亦是以清热活血、益气散结为方向。

程门雪医案2则

（孟河学派，用药轻清，善用经方，育阴清热）

医案1：朱某，男，42岁。

初诊：1958年6月2日。小溲如泔，有时带血，少腹热，溲时刺痛。苔薄脉弦。

辨证：湿热郁于下焦，宣化不行。

治法：育阴清热。

方药：阿胶珠6g，生地黄9g，牡丹皮6g，萆薢9g，猪、茯苓各9g，泽泻6g，益元散12g（包煎），海金沙9g，干藕节4枚，石韦4.5g，冬葵子12g，4剂。

二诊：少腹热，渐见减轻。小溲混浊如泔，睾丸坠胀。湿热郁于下焦，宣化不行。再从前方加减之。

阿胶珠9g，生地黄12g，益元散（包煎）9g，萆薢9g，猪、茯苓各9g，泽泻9g，牡丹皮6g，海金沙12g，知母4.5g，干藕节4枚，石韦9g，生鸡内金9g，滋肾通关丸（包煎）9g，4剂。

（上海中医学院．程门雪医案．上海：上海科学技术出版社，1982：171-182）

【诠解】 本例淋浊症，少腹热，小溲浑浊如泔，或带血，或有刺痛，睾丸坠胀等症，属湿热下注之实证。当以冬葵子、泽泻、石韦等清利湿热，然此类药物大量合用，往可致伤阴，程老常以作用相反的药物，配合同用，仿仲景猪苓汤法以阿胶珠、生地、猪苓、茯苓等育阴清热，而取得相反相成的效果。

案2：姜某，男，34岁。

初诊：1995年3月1日。小溲不爽，努撑始出，少腹酸楚。膀胱气化不展、湿热郁结之故。

辨证：湿热郁结。

治法：宣气化，清湿热。

方药：肉桂1g，知母6g，黄柏3g，茯苓9g，猪苓9g，泽泻6g，滑石（包煎）12g，萆薢6g，萹蓄4.5g，冬葵子9g，滋肾通关丸（包煎）12g。

（上海中医学院．程门雪医案．上海：上海科学技术出版社，1982：171-182）

【诠解】 本例为湿热下注，膀胱气化不利。程老根据《内经》"膀胱者，州都之官，津液藏焉，气化则能出焉"的理论，用滋肾通关丸合五苓散方，并佐利水通淋诸药而取效。滋肾丸中用肉桂辛温通阳，助膀胱气化，配知、柏苦寒以利湿热；五苓散中用桂枝通阳化气；白术健脾运湿；茯苓、猪苓、泽泻淡渗利水。两方一则偏重于清利，一侧偏重于淡渗，但通阳化气作用则相同，合并用之，膀胱气化得利，湿浊可以外泄。"通阳化气"，在此例中是一要法。

徐福松医案

（萆薢分清，前后分消）

姜某，35岁，已婚。

1981年5月18日初诊：结婚6年，婚前有遗精史，1年前先患急性前列腺炎，经中西药物治疗后发热已退，膀胱刺激征亦减轻，但大便干结难解，努责后尿道口有黄白色黏液滴出，量较多，并有尿后余沥不尽。肛指检查：前列腺左侧稍肿、压痛，前列腺液常规：脓细胞（+++），红细胞（+），卵磷脂小体25%，精子（+++）；舌苔左侧白腻稍厚，脉弦。

辨证：湿热留于下焦。

治法：清热导湿。

处方：萆薢分清饮加减。

药物：萆薢10g，茯苓10g，车前子10g（包），牡丹皮10g，黄柏6g，苍术6g，川朴花6g，生薏苡仁12g，石菖蒲2g，碧玉散15g（包），全瓜蒌15g，郁李仁15g。

服5剂，大便通畅，尿末滴白已少，尿频、尿急、尿痛等症已基本消失，尿意未尽感不显，舌苔薄白，脉平。再以原法巩固1个月。复查前列腺已不肿，无压痛，前列腺液常规：脓细胞少许，卵磷脂小体75%，临床症状消失。随访半年，疗效巩固。

（徐福松．男科临证指要．北京：人民卫生出版社，2008：157-167）

【诠解】 湿热证为精浊常见证型之一，萆薢分清饮清热利湿，分清泌浊。方中以川萆薢为主，利湿通淋，分清别浊；配合黄柏清热燥湿，车前子利水通淋，清利膀胱湿热；石菖蒲化湿通窍、定心志以止小便频数；佐以茯苓健脾祛湿，使脾旺能运化水湿。全方配伍理论清晰，思路严谨，选药精当，故而疗效极佳。

本例辨治要点有二：舌苔白腻左侧稍厚，肛指检查前列腺左侧稍肿。苔症暗合，上下相应。根据"人身左半属血，右半属气"理论，方中加用牡丹皮、二妙丸，入精室，以消血中湿热，此其一；除精浊外，还有大便干结难解，前有湿热，后有壅滞，按照"肾司前后二阴"观点，方中加用全瓜蒌、郁李仁，润肠通便，此其二。上下前后左右一起分消，则壅滞于精室之湿热，安有不清不化之理耳。

二、湿热瘀阻证

胡希恕医案

（炎是客邪证各异，虚实不同治有殊）

王某，男，30岁。

初诊日期：1966年6月11日。

患前列腺炎已半年余，已服中西药治疗，疗效不理想。现症：腰痛，时小腹痛，或睾丸坠胀痛，时尿道涩痛，大便时，尿道口有乳白色黏液流出，尿频而量少，尿色红黄，口干思饮，舌苔白根腻，脉弦滑。证属湿瘀阻滞，治以利湿化瘀，予猪苓汤加生苡仁大黄：

猪苓三钱，泽泻四钱，滑石五钱，生苡仁一两，生阿胶三钱，大黄一钱。

结果：上药只服2剂，症大减，因腰痛明显，上方加柴胡桂枝干姜汤。服半月，症状基本消失。

（冯世伦.中国百年百名中医临床家丛书·胡希恕卷.北京：中国中医药出版社，2000：120）

【诠解】 胡老常用猪苓汤加减，治疗肾盂肾炎、膀胱炎、急慢性前列腺炎、泌尿系感染等，其主要辨证依据是口渴，即属内热者。本例虽有腰痛，但无明显表证，而有口干思饮、尿道涩痛、尿黄等，以湿热夹瘀为著，故以猪苓汤加生苡仁、大黄，利湿化瘀，使邪去症已。

史道生医案

（杜绝诱因，解毒散结，清涤下焦）

王某，男，30岁。

初诊：1972年3月10日。

主诉：自述婚前有手淫恶习，婚后又时忍精不泄，故虽青壮而疲惫难支，近年来溺时尿路涩痛，晨起则尿道口黏液堆积，腰痛腹坠，会阴滞胀不舒，曾于国外医院确诊为慢性前列腺炎，在急性发作时曾在国外针药并进，2个月无效。回国后治疗近半载，效不理想，精神形体逐日衰弱，内心烦恼难诉。

诊查：面色萎黄不泽，精神疲惫，形体消瘦，行路则屈腰难伸，尿路涩痛余沥不尽，腰骶痛，腹股沟及会阴区痛胀不舒，苔薄黄根腻，尖质绛，脉滑关浮弦有力。

辨证：下焦湿热，瘀精留滞。

治法：清热导滞，行瘀散结。

方药：萹蓄 30g，瞿麦 12g，滑石 12g，竹叶 12g，灯心 1.5g，酒大黄 10g，琥珀 2g（冲服），甘草梢 10g。

二诊：3月16日。前方药已服6剂，尿道涩痛大减，尿道口黏液极微，然腰骶痛、腹坠、会阴胀痛依然如故。下焦湿热已见衰减，而瘀精宿腐尚须缓图，固予清热利湿、祛瘀散结法。

处方：赤芍 12g，桃仁 10g，五灵脂 10g，红花 5g，牡丹皮 10g，生地黄 15g，穿山甲 10g，全瓜蒌 30g，甘草梢 5g。

三诊：3月27日。上方药连进9剂，尿道涩痛和会阴胀痛已消解，腰骶痛少，腹坠亦明显减退，为求痊愈，于上方加琥珀 2g（冲服），炒王不留行 15g，长期服用。

[史道生. 祖国医药对前列腺炎的初步认识和临床治疗提要. 新中医，1982（4）：5-7]

【诠解】 本案婚前有手淫恶习，婚后又时忍精不泄，以至瘀精留滞、下焦湿热，治疗宜八正散清热导滞，行瘀散结。二诊时尿道涩痛大减，然腰骶痛、腹坠、会阴胀痛依然如故。考虑下焦湿热已见衰减，而瘀精宿腐尚须缓图，予生地、丹皮等清热利湿，赤芍、桃仁、五灵脂、红花、炮山甲等祛瘀散结。

王琦医案

（瘀浊阻滞论精浊，分期论治用经方）

胡某，男，22岁，学生。

2001年3月13日初诊：腰骶、会阴部酸痛、尿频、尿急不适2年余，伴烦躁易怒、失眠，无尿痛、尿滴白、血尿及心悸、汗出、手颤、肢体麻木感等。既往有"甲状腺功能亢进症"病史4年，目前，服用丙基硫氧嘧啶0.1g，维持治疗，但谓血清游离T3、T4仍高（具体数值不详）。体格检查：无眼突，双手无细震颤，双侧甲状腺无肿大。前列腺直肠指征：无肿大，质地中等，压痛（+）。前列腺液常规：卵磷脂小体（++），白细胞15～20个/HP。舌尖红，苔厚腻，脉弦数。

诊断：①慢性前列腺炎；②甲亢。

辨证：湿热瘀阻精窍，伴肝郁化火。

处方：当归10g，浙贝母10g，苦参10g，丹参15g，牡丹皮10g，柴胡10g，黄芩10g，法半夏10g，生甘草3g，夏枯草15g，蒲公英15g，栀子10g，14剂。嘱忌饮酒、辛辣、炙烤及久坐。

二诊（2001年4月1日）：诉尿频、尿急消失，腰骶、会阴部酸痛亦减轻，但觉口干、大便稍干、睡眠及心烦无明显改善，舌尖红，苔薄腻不润，脉弦细数。患者身体偏瘦，素体阴虚，肝之阴血不足，肝阳偏亢，上方过用苦寒，有伤阴之兆，故去黄芩、法半夏、栀子，加白芍20g，生地15g，佛手10g，以观后效。

三诊（2001年4月20日）：腰骶、会阴部酸痛已近消失，睡眠好转，每晚约能入睡6小时，无烦躁易怒及口干等，胃纳及二便正常。舌淡红，苔薄腻，脉稍弦。效不更方，嘱原方再服20剂。

四诊（2001年5月20日）：患者精神、情绪均好，睡眠、胃纳、二便正常。腰骶、会阴部不适已消失。复查前列腺液常规示：卵磷脂小体（++++），白细胞0～2个/HP。他院复查甲状腺功能亦趋正常。

（王琦. 王琦男科学·第二版. 郑州：河南科学技术出版社，2007：711–713）

【诠解】 此案证属湿热瘀阻精窍，方以当归贝母苦参丸为主组成，清热解毒，祛瘀排浊，浊去湿清。当归贝母苦参丸源于《金匮要略·妇人妊娠病脉证并治》："妊娠，小便难，饮食如故，当归贝母苦参丸主之。"方后注曰"男子加滑石半两"，说明该方男子小便不利者亦可用之。方用苦参、蒲公英、栀子清热解毒；浙贝母排浊祛湿；牡丹皮血祛瘀，合当归祛瘀而不伤血；乌药防苦寒伤阳，并有行气止痛之功。

崔学教医案

（以通为用，内外用药）

黎某，男，40 岁。

因会阴及双侧睾丸疼痛不适 2 年余就诊，曾有不洁性接触史。

刻诊：晨起尿道口白色分泌物多，伴小便余沥不尽，饮酒后症状加重，大便数天 1 行，舌质暗、苔薄黄微腻，脉细。曾多次查前列腺液示白细胞（＋ ～ ＋＋）。

中医诊断：精浊，证属瘀热阻络。

治法：清热化瘀。

处方：土茯苓、蒲公英、王不留行、芡实各 30g，三棱、莪术各 15g，栀子 10g，川萆薢 20g，延胡索 12g。每天 1 剂，水煎服；另予前列安栓塞肛，每天 1 粒。

1 周后二诊：述大便通畅，晨起滴白减少，尿不尽感有改善，但会阴、睾丸仍痛，舌暗、苔黄，脉细弦，仍以上方去芡实、栀子，加丹参、泽兰各 30g，黄柏、威灵仙、桑螵蛸各 12g。

续用前列安栓 1 周后复诊：述疼痛减轻，基本无滴白症状，以前方减桑螵蛸、威灵仙、黄柏，加毛冬青 30g，白芍、川楝子各 12g。续治 1 周后，诸症基本消失，查前列腺炎：白细胞 3 ～ 4 个/HP。

[徐发彬. 崔学教教授治疗慢性前列腺炎的特色. 新中医，1999，31（5）：12-13]

【诠解】 临床上，该病多见于青壮年，析其病因，该年龄段正处气血充足，性机能旺盛期，可称之为"性饥渴期"，但因社会、环境等因素影响，如传媒刺激、知识层次限制等，往往不能得以正常疏泄，因而患者多有手淫或房室不节（洁）史，这些生活行为引起的性兴奋，使前列腺局部反复充血，为细菌侵犯或血液回流障碍等其他功能病变提供了可能，更有嗜食、烟酒、辛辣炙之物，都可使神经兴奋性增高，加重了局部血液回流的负担，使症状加重。结合西医学研究，前列腺炎病理表现主要为腺体充血，腺液炎症分泌物潴留，腺管梗阻，腺管、腺泡及间质的炎性浸润等。前列腺为男性性腺，司泌别清浊，宜畅利疏通，若欲念不遂，或房劳过度而相火妄动，热迫精室，精关不固；饮食不节，湿热内蕴，更助邪结下焦，则为湿热留连、相火久遏、瘀血内结之证。方用泽兰通淋汤清热化瘀，药用土茯苓、王不留行、路路通、三棱、莪术之属。

陈志强医案

（清利湿热，化瘀通络）

陈某，男，26 岁。

会阴隐痛不适，小便无力，尿道灼热，尿意不尽，验尿及超声检查未见异常。舌质暗红，苔黄腻，脉弦滑。

辨证：湿热夹瘀。

治法：清利湿热，化瘀通络。

方药：前列通瘀汤加减。川楝子 10g，延胡索 15g，蒲黄 10g，五灵脂 15g，丝瓜络 10g，地龙 10g，生地黄 15g，淡竹叶 5g，甘草 5g，桑寄生 15g，土茯苓 15g，白芷 10g，泽兰 10g。

二诊：服药 10 剂，小便渐利，疼痛减轻，再予 7 剂后诸症缓解。

（袁少英，覃湛．古今名医临证实录·男科卷．北京：中国医药科技出版社，2013：152）

【诠解】 慢性前列腺炎初期往往以湿热为主，缠绵不愈时多表现为瘀血阻滞之象，前列通瘀汤以淡竹叶、土茯苓、泽兰等清利湿热，延胡索、蒲黄、五灵脂等化瘀通络，谨遵"温、通、清、化"四则，温阳以气化，通下以利水，清热以燥湿，化浊以分清。

孙自学医案

（湿热胶结，利湿祛瘀）

患者，男，36 岁。2012 年 5 月 13 日初诊。

主诉：尿频、尿急、会阴部坠胀不适 6 个月余，加重 1 周。患者 6 个月前无明显诱因出现尿频、尿急、会阴部坠胀不适，伴尿分叉、小便黄、阴囊潮湿，偶有尿滴白，1周前因饮酒症状加重。现症：神志清，精神一般，夜晚多梦，舌质暗红，苔黄腻，脉弦数。前列腺液常规检查示：白细胞+++/HP，卵磷脂小体少许，pH6.5。尿常规检查未见明显异常。

西医诊断：慢性前列腺炎。

中医诊断：精浊，证属湿热瘀阻。

治法：清利湿热，活血祛瘀。

处方：金银花15g，蒲公英15g，败酱草15g，赤芍15g，丹参30g，车前子（包煎）15g，生薏苡仁30g，怀牛膝15g，穿山甲（冲服）3g，白芷10g，延胡索30g，酸枣仁30g。1日1剂，水煎服。同时给予前列栓直肠给药，1次1粒，1日1次。并嘱患者禁烟酒，忌食辛辣刺激性食物，多饮水，保持大便通畅，放松心情，避免久坐。

治疗1周后，患者尿频、尿急、尿滴白及阴囊潮湿症状减轻，偶有会阴及睾丸坠胀不适。上方去败酱草，加荔枝核12g，橘核仁12g。继服10剂，诸症基本消失，偶有纳差、腹胀，在初诊方的基础上，加炒白术15g，砂仁10g。继服10剂，余症消失，前列腺液常规检查示：白细胞0～3个/HP，卵磷脂小体++/HP，pH 6.5。

[郝高利，陈翔. 孙自学教授从瘀论治慢性前列腺炎经验. 中医研究，2014（12）：39-41]

【诠解】《医宗必读》："淋，湿与热两端也。"《景岳全书》："有浊在精者，必由相火妄动，淫欲逆精，以致精离其位，不能闭藏，则源流相继，淫溢而下，移热膀胱，则溺孔涩痛，清浊并至，此皆白浊之因热证也。"《圣济总录》："毒热内郁，则变为瘀血。"本案患者过量饮酒，伤及脾胃，酿湿生热，蕴结下焦，故治以清热解毒、活血祛瘀乃效。

三、肝经湿热证

薛己医案

（茎出白津非独虚，肝经湿热亦须明）

司厅张某，阴囊肿痛，时发寒热，小腹作痛，茎出白津，用小柴胡加山栀、胆草、茱萸、芎、归而愈。

(《薛案辨疏》)

【诠解】《灵枢》云："肝足厥阴之脉……循股阴，入毛中，过阴器，抵小腹。"肝胆湿热下流而致阴囊肿痛，小腹作痛；时发寒热者，只因肝脉受邪，枢机不利，正胜则发热，邪胜则恶寒。有柴胡证，但见一症便是，不必悉具，故用小柴胡汤，另加山栀、龙胆草，直清肝胆之火，加吴茱萸、川芎、当归入肝经，但无渗利湿热之剂。只因为白津自出，忌讳渗利之剂，只须清其火而湿自去矣。平素若见白津自出，轻者以为虚证而用补涩之剂，却不知此案之根本在于肝经湿热，清泻肝经湿热而白津自止，故治病必求本。

张珍玉医案

（清肝经湿热，兼利尿通淋）

患者，男，38岁。1997年8月5日初诊。

主诉：会阴部疼痛不适年余，加重伴尿频、尿急、尿痛1个月。症见小便灼热疼痛，尿频、尿急，小便黄赤，心烦眠差，舌质红，苔薄黄，脉弦数。前列腺液常规示：卵磷脂小体减少，白细胞（++），脓细胞（+）。

辨证：肝气不疏，湿热下注。

治法：疏肝为主，佐以利尿通淋。

处方：当归9g，生白芍9g，柴胡6g，茯苓9g，郁金9g，台参15g，炒白术9g，通草3g，炒川楝子9g，萹蓄9g，瞿麦9g，琥珀3g（分2次冲服），砂仁9g，炙甘草3g。水煎服，日1剂。

二诊：诸症悉减，心烦同前，舌尖红赤，苔薄黄，脉弦数。上方去琥珀、通草，加炒栀子9g，丹皮9g，以清心火。水煎服3剂，日1剂。

三诊：尿路刺激征基本消失，情志渐和，惟觉会阴部、尿道不适，尿后小便余沥，舌稍红苔薄白，脉弦。于前方去萹蓄、瞿麦等清热利尿之品继服。随症加减1个月后，诸症尽消，前列腺液复查均为正常。

[毛海燕. 张珍玉教授从肝论治前列腺炎经验. 山东中医药大学学报, 1999, 23（1）: 44-45]

【诠解】 前列腺炎临床上可分为虚、实两端，然不论虚实，治疗均可责之于肝。实者之病机为肝郁气滞，在其基础上又致湿热内生，流注于下焦，表现为尿频、尿急、尿痛等症，有时又可导致痰饮、瘀血等病理产物内生，出现睾丸肿胀疼痛，疏肝理气为其常法。虚者乃由肝病日久，肝肾同源，子盗母气，从而导致肾虚，成为虚实夹杂之证，临床表现为在原有症状的基础上，又兼见腰膝酸软或性功能障碍等，治疗可采用肝肾同治之法，然孰重孰轻，当视具体情况而定。

一诊肝气不疏，湿热下注，治以疏肝为主，佐以利尿通淋，可见其以理气为主的宗旨，气病入血，因此加入当归、郁金之血分药，郁金既可解郁，又能活血清热，于本病尤宜；以人参、白术、砂仁培补脾土，扶养后天，更有"先安未受邪之地"之义，以防肝气克犯脾胃。二诊舌尖红赤，为心经有火，故加丹、栀清心火。三诊诸症减，故去萹蓄、瞿麦等清热利尿之品。故而本病不论虚实，总以疏肝理气为第一要务。

史道生医案

（误服壮阳之品，治宜解毒利湿，清涤下焦）

陈某，男，34 岁，已婚。

初诊：1975 年 4 月 28 日。

主诉：自述幼年手淫过甚，及至婚后又时忍精延泄。近 2 年来伴有头晕目眩，遗精阳痿，排尿涩痛，腰骶酸痛，左腹股间区坠滞不舒，尿后有黏液溢出。上周误服补肾壮阳之桂、附辛热药物 5 剂，出现血尿涩痛，睾丸、会阴及肛周垂胀灼痛难忍，因急来青岛我院泌尿外科检查，诊断为慢性前列腺炎急性发作。

诊查：患者痛苦病容，面色萎黄不泽，排尿刺痛难出，脐下胀滞不舒，夜难入睡。大便干燥，舌缘质绛而瘀暗，苔红黄脉滑偏数。因前列腺炎急性发作，故未做前列腺液化验。尿液化验：红细胞（+）、白细胞（+）、脓细胞（+）、蛋白微量。

辨证：败精化腐，误药助焰。

治法：解毒利湿，清肝散结。后议祛瘀散结，清涤余热。

方药：龙胆草 10g，柴胡 10g，黄芩 10g，炒栀子 10g，当归 10g，生地黄 12g，木通 5g，炒泽泻 10g，牛膝 12g，黑豆 30g，酒大黄 10g，琥珀 2g（冲服），甘草梢 10g。

处方 2：桃仁 10g，红花 10g，五灵脂（炒）10g，牡丹皮 10g，生地黄 12g，赤芍 12g，穿山甲 10g，全瓜蒌 25g，败酱草 20g，琥珀末（冲服）2g，车前草 15g，王不留行（炒）15g，甘草梢 10g。

患者于 4 个月后（1975 年 8 月）来复诊。自述第 1 方药服完 7 剂，第 2 方因药难配齐仅服 10 余剂而止。复诊时前列腺炎诸症悉平，阳痿症好转，惟仍难持久。嘱其仍服第 2 方药 15 剂，然后用刺蒺藜 12g 煎水送服六味地黄丸，早、晚各服 1 丸，坚持服用 2 月可期全功。

[史道生．祖国医药对前列腺炎的初步认识和临床治疗提要．新中医，1982 (4)：5-7]

【诠解】　根据前列腺炎的发病机制和症状，本病应属中医学的"淋""浊"等范畴；以中医病机而言，常因忍精延泄，败精宿腐凝阻溺窍，终必久瘀化火，染而为疾。前列腺位于中医学所说的任、督一脉交会之处的会阴部位，因此每当前列腺炎症发生，势必波及周围的邻近器官，产生复杂的临床症状，医者若忽视详诊，误认为"肾虚"，妄投辛温壮阳之剂，恰如抱薪救火，贻害匪浅。先以龙胆泻肝汤解毒利湿，清肝散结以救急，待肝胆湿热清，而以活血祛瘀散结，并同时清涤余热。本病缠绵反复，极难根除，中外医家均感棘手。此病案着重证明，误诊妄治则险境立见，临床尤应引以为戒。

四、肾经实热证

张锡纯医案 2 则
（辨肾经实热，清肾汤主之）

医案 1：一叟，年七十余，遗精白浊，小便频数，微觉疼涩。诊其六脉平和，两尺重按有力，知其年虽高，而肾经确有实热也。投以清肾汤，五剂痊愈。

医案2：一人，年三十许，遗精白浊，小便时疼如刀铢，又甚涩数。诊其脉滑而有力，知其系实热之证。为其年少，疑兼花柳毒淋，遂投以清肾汤，加没药（不去油）三钱、鸭蛋子（去皮，药汁送服）四十粒，数剂而愈。

（《医学衷中参西录》）

【诠解】 此两案皆为肾经实热证，清肾汤中方药：知母四钱，黄柏四钱，生龙骨（捣细）四钱，生牡蛎（炒捣）三钱，海螵蛸（捣细）三钱，茜草二钱，生杭芍四钱，生山药四钱，泽泻一钱半。主治小便频数疼涩，遗精白浊，脉洪滑有力，确系实热者。龙骨、牡蛎敛正气而不敛邪气，凡心气耗散、肺气息贲、肝气浮越、肾气滑脱，用之皆有捷效。即证兼瘀、兼疼或兼外感，放胆用之，毫无妨碍。

五、寒湿内蕴证

胡希恕医案

（寒湿内蕴，外寒内饮，五苓散方证）

方某，男，43岁。

初诊日期：1965年12月7日。

3个月来尿不尽、尿频、阴囊抽缩，曾查前列腺液，白细胞15～20个/HP，卵磷脂小体（++），诊断为慢性前列腺炎。西药治疗，疗效不明显。后转中医诊治，以补肾、疏肝等治疗，症不减反加重。近症：常腰痛，小便不畅，尿不尽，尿频，食后则少腹拘急，心中摆忙，晕眩，阴囊和阴茎挛缩。现症恶寒，头晕加重，舌苔白，脉细弦。此外寒内饮为患，为五苓散方证。

桂枝三钱，茯苓四钱，泽泻五钱，猪苓三钱，苍术三钱。

结果：上方服3剂症减，继原方服6剂，诸症基本消除。

（冯世伦. 中国百年百名中医临床家丛书·胡希恕卷. 北京：中国中医药出版社，2000：120–121）

【诠解】 前阴为宗筋所聚，肝肾所主，一般遇阴缩挛急，要想到补肝益肾。但本例慢性前列腺炎以水饮为患，且呈外寒内饮之证，补则激动内饮，饮邪上犯，故现心中摆忙、头晕、目眩，正邪相争，内外皆急，故恶寒、腹拘急、囊缩挛急。此时惟有在解表的同时利水，方能使表解水去，五苓散正是这种作用。

曾庆琪医案

（下焦虚寒血瘀，温经汤通补兼施）

杨某，男，35 岁。

2010 年 4 月 5 日初诊：患者会阴部胀痛、尿频、尿急 1 月余，于泌尿科诊为前列腺炎，经口服抗生素后，除尿频、尿急改善外，其余改变不显。刻诊：会阴部坠胀，时而连及少腹部，尿频、尿急，尿后滴沥，大便后有白浊流出，寐差，精神抑郁不振，常感疲倦乏力，平时易怕冷，手足天冷时冰凉，舌质偏暗，舌苔淡薄，脉沉细。

辨证：下焦虚寒，气血瘀滞，经络不通。

方药：温经汤加减。吴茱萸 15g，当归 15g，半夏 15g，白芍 10g，党参 20g，丹皮 10g，桂枝 6g，麦冬 6g，鹿角胶 10g，川断 15g，生姜 6g，甘草 6g。水煎服，每日 3 次，温后口服。

4 月 12 日复诊：药后症状改善明显，尿频、尿急减轻，会阴部胀痛减轻，仍有滴沥，睡眠转佳，效不更方，原方加减，共服 21 剂告愈。

（蒋霖．曾庆琪运用温经汤治疗男科疾病验案举隅．中华中医药学会第十一届男科学术大会论文集，2011：393-395）

【诠解】慢性前列腺炎是男性常见病，属中医"淋证""精浊"范畴，对其病因、病机的认识，虽有"五淋"之不同，但大都跳不出下焦湿热之窠臼，治疗多从湿热立论。久用寒凉易伤阳挫正，致病情缠绵难愈。此患者由于久用抗生素伤及人体阳气，往往出现身体怕冷，小腹胀痛，久而久之，身体倦怠乏力，以虚寒瘀滞症状为主，故可用温经汤治之。曾教授认为运用温经汤治疗男科疾病的同时，对于病程较长的病症根据叶氏"久病入络"及"奇经八脉"理论，可酌加用鹿角胶、附子、鹿茸等归督脉；龟甲、巴戟天、杞子等归冲、任二脉；当归、白芍、川断等入带脉，从而达到治愈疾病的目的。

六、热毒淋证

曹开镛医案

（急性起病，清热通淋）

薛某，男性，29 岁，工人。

初诊时间：1989 年 9 月 10 日。

患慢性前列腺炎 2 年，平时不甚注意。近日与其妻打架，下班后不回家，在马路边道席地而坐，与人彻夜打牌，3 天后前列腺炎急性发作而来求治。现症：尿频，尿痛，尿浊，会阴部坠痛，小便淋沥，发热恶寒，舌红苔黄，脉弦数。

辨证：热毒淋证。

治法：清热解毒，利水通淋，活血化瘀，消痈止痛。

方药："消炎汤" 1 号合仙方活命饮加减。萹蓄 20g，瞿麦 20g，白花蛇舌草 20g，竹叶 10g，公英 20g，知母 15g，黄柏 15g，车前子 15g，牛膝 10g，花粉 15g，防风 10g，双花 20g，当归 10g，白芷 10g，赤芍 10g，浙贝 10g，元胡 10g。水煎服，7 剂。加服 "消炎灵" 1、2 号。

9 月 17 日二诊：体温正常，尿痛、尿浊症状消失，仍尿频，小便淋沥不尽，又见腰痛，脉弦紧，苔薄黄。更方 "消炎汤" 2 号以治其本。

（曹开镛. 男科医案. 北京：中国医药科技出版社，1994：262）

【诠解】 患者宿有前列腺炎，生活不节，以至于急性发作，尿频，尿痛，会阴部坠痛，小便淋沥，发热恶寒，舌红苔黄，脉弦数。证属热毒壅盛，治宜清热解毒，利水通淋，活血化瘀，消痈止痛。仙方活命饮出自《校注妇人良方》，具有清热解毒、消肿溃坚、活血止痛的功效，适用于阳证而体实的各类疮疡肿毒，为 "疮疡之圣药" "外科之首方"。

前列腺炎急性发作可视为内痈发作，方中双花性味甘寒，最善清热解毒疗疮，前人称之谓 "疮疡圣药"，故重用为君。然单用清热解毒，则气滞血瘀难消，肿结不散，又以当归尾、赤芍、延胡索、蒲公英、白花蛇舌草行气活血通络，清热消肿止痛，共为臣药。用辛散的白芷、防风相配，通滞而散其结，使热毒从外透解；气机阻滞可导致液聚成痰，故配用贝母、花粉清热化痰，则尿浊可消；萹蓄、瞿麦、竹叶、车前子乃八正方义，清热通淋，均为佐药。川牛膝引药下行，直达病所，为使药。诸药合用，共奏清热解毒、利水通淋、活血化瘀、消痈止痛之功。

秦国政医案

（疮疡论治慢性前列腺炎）

孙某，40岁，教师，云南昆明人。

因"尿频、尿不尽10日余"就诊，患者10日前无明显诱因出现尿频、尿不尽，曾到某西医院诊断为慢性前列腺炎，服舒泌通、氟哌酸等药，症状减轻不明显，遂到我科就诊。

现症：尿频，尿不尽，尿急感明显，有轻度排尿不适，偶尔有尿滴白，腰痛，会阴部胀痛，无尿痛，口干，尿黄，大便不畅，纳可眠佳，舌红苔黄腻，脉弦。既往体健，无特殊病史，否认食物、药物过敏史。前列腺指诊：压痛明显，质地软、均匀且未及结节，前列腺大小正常，可触及中央沟。EPS-Rt：卵磷脂小体（++），白细胞>40个/HP。

诊断：西医—慢性前列腺炎；中医—精浊。中医从疮疡论治，采取分期辨证。该病例属急性发作期，证属湿热疫毒型，治法宜清热利湿，消痈排毒，用治疗方案1化裁，四妙散合五味消毒饮（银花10g，生黄芪30g，玄参20g，蒲公英15g，野菊花10g，紫贝天葵10g，紫花地丁10g）加炒皂角刺15g，红藤15g，败酱草15g，连翘30g，石菖蒲6g，炒麦芽30g，7剂，水煎内服，每剂1日，每日3次。

二诊：诉尿频、尿不尽、尿急较前减轻，偶有排尿不适，腰痛，仍感会阴部胀痛，尿道口偶尔滴白，仍然困扰日常生活，舌红苔黄，脉弦。中药续前方加丹参30g，白芍20g，威灵仙30g，7剂，水煎内服。服药1周后复查EPS-Rt。

三诊：诉无特殊不适，纳可眠佳，二便调，对生活质量已无影响，舌红苔薄白，脉弦。前列腺触诊无压痛。EPS-Rt：卵磷脂小体+++，白细胞3~5个/HP。患者已无症状，体检及 EPS-Rt 检查均正常。停西药，守前方减小用量：银花 10g，蒲公英 10g，野菊花 10g，紫贝天葵 10g，紫花地丁 10g，生黄芪 30g，玄参 20g，炒皂角刺 10g，红藤 10g，败酱草 10g，连翘 20g，炒麦芽 30g。再服药 1 周，巩固疗效。1 周后随访，症消如常。

（袁少英，覃湛．古今名医临证实录·男科卷．北京：中国医药科技出版社，2013：155）

【诠解】 此期临床表现为尿频，尿急，尿痛，尿黄赤，排尿困难，会阴部、肛门坠胀疼痛，全身酸痛、乏力，舌红，苔黄腻，脉弦滑数。EPS-Rt 示：卵磷脂小体减少或正常，白细胞≥30 个/HP。相当于疮疡初、中期，以实证为主，治以消法。方中金银花、野菊花、玄参性味甘寒，清热解毒；再配蒲公英、紫花地丁、天葵子清热排脓，散结消肿；生黄芪托疮生肌，活血止痛；生甘草清热解毒，调和诸药。全方配伍，体现外科阳证内治消法。

七、虚寒里急证

胡希恕医案

（虚寒里急，小建中汤主之）

陈某，男，36 岁。

初诊日期：1967 年 7 月 30 日。

自 1963 年来会阴常坠胀或痛，经西医诊断为慢性前列腺炎，中西药治疗未见明显效果，近 1 月来症状加重，会阴胀痛，晚上更甚，影响睡眠，时少腹挛痛，腰酸膝软，小便余沥，尿后或大便时尿道有乳白色黏液流出，舌苔白，脉沉弦细尺滑。此虚寒里急，为小建中汤加小茴香、桑螵蛸、乌药方证。

桂枝三钱，白芍六钱，生姜三钱，大枣四枚，炙甘草二钱，饴糖二两，小茴香三钱，桑螵蛸三钱，乌药三钱。

结果：上方服 6 剂，会阴坠胀及痛减。上方加生苡仁、猪苓等服 1 月，诸症基本消失。

（冯世伦．中国百年百名中医临床家丛书·胡希恕卷．北京：中国中医药出

版社，2000：121)

【诠解】《金匮要略·血痹虚劳病》第13条曰："虚劳里急，悸衄，腹中痛，梦失精，四肢酸痛，手足烦热，咽干口燥，小建中汤主之。"有不少慢性前列腺炎患者出现里虚寒引起腹中痛的方证，用小建中汤加减治疗多取佳效。

八、肾虚血瘀证

叶天士医案3则

（奇经用药，擅用血肉有情之品）

医案1：徐　由淋痛渐变赤白浊。少年患此，多由欲心暗动，精离本宫，腐败凝阻溺窍而成，乃有形精血之伤。三年久病，形消肉减，其损伤已非一脏一腑。然补精充髓，必佐宣通为是，自能潜心安养，尚堪带病延年。

熟地、王麋角、苁蓉、远志、赤苓、牛膝。

医案2：顾（二四）　败精宿于精关，宿腐因溺强出，新者又瘀在里，经年累月，精与血并皆枯槁，势必竭绝成劳不治。医药当以任督冲带调理，亦如女人之崩漏带下。医者但知八正、分清，以湿热治，亦有地黄汤益阴泄阳，总不能走入奇经。

鹿茸、龟甲、当归、杞子、茯苓、小茴、鲍鱼。

医案3：夏（六三）　案牍神耗，过动天君，阳隧直升直降，水火不交，阴精变为腐浊，精浊与便浊异路，故宣利清解无功。数月久延，其病伤已在任督。凡八脉奇经，医每弃置不论，考孙真人九法，专究其事，欲涵阴精不漏，意在升固八脉之气。录法参末。

鹿茸、人参、生菟丝子、补骨脂、韭子、舶茴香、覆盆子、茯苓、胡桃肉、柏子霜、蒸饼为丸。

（《临证指南医案》）

【诠解】　叶天士倡言内伤久病延及奇经，男子亦多此症。医案1少年患白浊，多有欲心暗动，腐败凝阻溺窍。医案2败精宿于精关，宿腐因溺强出，新者又瘀在里，经年累月。医案3案牍神耗，过动天君，以至于阴精变为腐浊。此三案皆为肾精亏虚，复又败精瘀滞。治疗上强调攻宜缓宜曲，补忌涩忌呆，补虚通络务在活泼，治实以虫蚁搜剔，理虚主"血肉有情"。以上观点对现代中医男科仍有很大价值。

徐福松医案

（久病必虚必瘀，补肾活血致精浊）

沙某，31岁，已婚。

1980年6月7日初诊：有慢性前列腺炎5年余，起因经常感冒，天热时同房过劳，而出现左侧睾丸疼痛，两腹股沟部胀痛，面色黧黑，间有遗精，余无明显不适。

迭用萆薢分清饮、六味地黄汤、封髓丹合黄连清心饮等治疗，遗精好转，余症未见改善，同时兼有尿末滴白，排尿不畅。脉涩不利，舌质紫，前列腺左侧有压痛和结节。转用活血化瘀法，处方王不留行汤。

药物：王不留行15g，牡丹皮、丹参各10g，延胡索10g，皂角刺10g，桃仁10g，三棱、莪术各10g，川牛膝10g，穿山甲10g，红花10g，苏木6g，川芎6g，赤芍10g。

15剂后排尿渐畅，再服30剂，滴白基本消失，睾丸及腹股沟部胀痛大有改善。再以原法治疗68天，复查前列腺结节已消失，舌质正常，脉亦流畅，临床基本痊愈。随访1年，未见复发。

（徐福松.男科临证指要.北京：人民卫生出版社，2008：157-167）

【诠解】 眼眶或面色黧黑，究属瘀血凝滞抑或肾虚其色外露，有时很难鉴别。肾虚者，兼有阴虚火旺之证；瘀血者，舌有瘀斑，或有会阴外伤史，是分辨的要点。但有时单作瘀血或肾虚治，收效甚微。在此虚实疑似之际，可以活血与补肾同用，消补兼施，多能奏效。

九、气滞血瘀证

吴鞠通医案

（房事不遂治精管，活血通淋建功）

普，三十八岁。

小便淋浊，茎管痛不可忍，自用五苓、八正、萆薢分清饮等渗湿，愈利愈痛。细询病情，由房事不遂而成。余曰：溺管与精管异途，此症当治精管为是。用虎杖散法，现无虎杖草，以杜牛膝代之。

杜牛膝五钱，当归三钱，降香末三钱，麝香五厘，桃仁泥三钱，两头尖三钱，琥珀六分，丹皮三钱。

一帖而痛减，五帖而痛止，七帖而浊净，后以补奇经而愈。

（《吴鞠通医案》）

【诠解】 小便淋浊，茎管痛不可忍，时医多用淡渗利湿之品，无奈愈利愈痛，终究因审证不精。细询病情，方知因房事不遂而成，气血瘀滞，治当行气活血。

十、阴虚火旺证

王旭高医案 2 则

（肝肾阴虚，养阴息风，怡情开郁）

医案 1：萧 据述病情多系情怀郁勃，肝肾下虚。小溲频数澄脚，遍体机关骨节不利，头面觉麻。此由阴液内亏，风阳绕络，源泉不足，膀胱不化使然。养阴液以息风阳，救源泉以通气化，又须怡情安养，庶几可瘳。

大生地、二冬、龟甲、沙苑子、五味子、川断、茯神、沙参、覆盆子、家韭子。

【诠解】 既从七情郁结而来，乃心火不能下交于肾水，致肾关不固，宜心肾兼治。

医案2：蒋 肾藏精，肝藏血，膀胱主疏泄，故前阴一物也，而有二窍。二窍不并开，水窍开则湿热常泄，相火常宁。若房事过度，则相火旺而精血不藏，混入水窍，为血淋窍痛焉。

大生地、元精石、丹皮、龟甲、五味子、川黄柏、血余炭、沙参、知母、麦冬、茯苓、阿胶。

又 心阴耗损，君不制相，相火妄动，强阳常举，精浊时流，肛门气坠，大便溏薄，心中嘈杂，干嗽无痰。右脉空大，两尺皆虚。法宜补心阴以制相火，益肾气以固元精。

西洋参、黄柏、五味子、知母、牡蛎、大生地、龟甲、麦冬，另补骨脂（盐水炒），韭菜子（盐水炒），研末，炼蜜为丸，每服三钱。

（《医学刍言》）

【诠解】 劳淋、虚淋，或从色欲起见，乃败精阻于溺管，溺管伤损，或淋久膀胱气虚，致肾亦虚，乃由标及本，由腑及脏，非病起于肾也。淋属膀胱溺窍，浊属肾脏精窍。浊症虽有夹湿热，兼膀胱病者，总属脏多腑少，脏主腑宾。俟湿热清而小便畅，即专益气固精；若阳气虚者，佐扶阳升阳。盖浊症大都色欲时忍精不泄，精管受伤，致精关不固，肾液与阴精同下，病久则阴伤及阳，阳不摄阴耳。

丁甘仁医案

（贯通伤寒与温病，辨湿热偏胜治浊）

谢左 淋浊积年不愈，阴分已亏，而湿热未除。肾与膀胱为表里，肾阴不足，不能潜伏元阳，致浮阳溢入膀胱，蕴成湿热。拟育阴清化，缓图功效。

大生地四钱，云茯苓三钱，潼蒺藜三钱，山萸肉一钱五分，熟女贞二钱，粉丹皮一钱五分，黄柏炭八分，威灵仙二钱，福泽泻一钱五分，怀山药三钱，剪芡实二钱，猪脊髓（酒洗）二条。

（《孟河丁甘仁医案》）

【诠解】 淋浊积年不愈，阴分已亏，然湿热仍蕴结膀胱，治疗以生地、山茱萸、女贞子、猪脊髓等滋育肾阴，泽泻、丹皮等清化膀胱湿热。

屠揆先医案

（滋养肾水，兼以通络）

徐某，男，45岁。

初诊：1985年6月12日。

主诉：尿频尿痛已2年多，近半年加剧。1984年5月天津市某院膀胱镜检查诊为膀胱炎、前列腺炎。前列腺液涂片：卵磷脂小体（++），白细胞少许。少腹按痛，腹部时有坠痛感，口渴，平时容易烦躁。早年有遗精病，1960年曾做精索静脉曲张手术。

诊查：脉弦滑带数，舌布微黄苔，有淡紫斑。

辨证：肾阴下虚，心火偏旺。

治法：滋养肾水，佐以清心安神。

方药：生地黄12g，牡丹皮12g，茯苓10g，肉桂（焗服）4g，泽泻12g，黄柏12g，知母12g，甘草梢15g，干地龙12g，柏子仁12g，黄连4g。

二诊：9月4日。上方加减治疗2月余，夜尿4次，溺尾有时微痛，舌微黄苔，脉弦带数，少腹中部按之微痛，睡差。久病属虚，再以补肾养心为主。

处方：生地黄20g，牡丹皮15g，山药10g，茯苓10g，泽泻10g，山茱萸10g，知母12g，黄柏10g，生甘草12g，柏子仁10g，车前草30g。

服用上方至10月份，症状消失。

（董建华．中国现代名中医医案精华．北京：北京出版社，1997：268）

【诠解】 本例尿频、尿痛持续2年多未治愈，分析其原因，并非下焦之湿热太甚，而是肾水不足、心火偏旺。一则早年有遗精病，肾水早亏；再则精索静脉曲张做过手术，肾虚络瘀，势所难免。加以平时用脑烦劳，心火偏旺。故治用知柏地黄汤之滋养肾水，苦寒坚阴为主，配合养心安神。在治疗过程中，并曾参用和络化瘀药物，但主要得力于长期应用知柏地黄汤之滋肾坚阴，肾水足、心火平，故症状随之消除。

谢海洲医案

（清泻相火，益肾涩精）

杜某，男，24 岁，学生。1987 年 9 月 7 日初诊。

病史：患者素有手淫史多年，遗精，少腹掣痛。曾在某医院诊为前列腺炎，给予抗生素等治疗无显效。

诊查：近 5 个月来，常感少腹部掣痛不适，甚则牵及会阴部作痛，伴腰膝酸软，时有头晕口苦，纳呆食少，大便尚调，小便频多，尿后滴沥不尽，舌质淡暗，苔根部黄腻，脉弦滑。

辨证：阴虚火旺，相火亢盛。

治法：清泻相火，益肾涩精。

处方：知母 9g，黄柏 9g，萆薢 12g，石菖蒲 9g，台乌药 12g，益智仁 9g，菟丝子 18g，补骨脂 12g，山萸肉 9g，芡实 9g，山药 12g，锁阳 18g。水煎服，14 剂。

二诊：1987 年 9 月 23 日。诉服药后感觉舒适，每于洗澡后阴茎及少腹胀痛、掣痛不适，甚则须屈躯蜷卧方得缓解，小便频多，寐差，舌淡暗，苔根部黄稍厚腻，脉弦细。拟化瘀通淋法。

处方：小茴香 3g，炮姜 6g，元胡 9g，五灵脂 9g，生蒲黄 12g，石菖蒲 12g，没药 4g，川芎 6g，当归 12g，官桂 6g，赤芍 15g，萆薢 12g。水煎服，14 剂。

三诊：1987 年 10 月 12 日。服药后觉少腹疼痛明显减轻，仍有腰酸、遗精、小便频多等症。舌淡暗，苔根部黄腻，脉弦细。遵前法加减。

处方：小茴香 3g，炮姜 6g，元胡 9g，仙茅 9g，杜仲 12g，乌药 12g，淫羊藿 9g，益智仁 9g，生蒲黄 12g，桑螵蛸 9g，五灵脂 9g，川楝子 9g，菟丝子 18g，蛇床子 3g。水煎服，7 剂。

四诊：1987 年 10 月 26 日。少腹胀痛基本消失，惟觉小便频多，时有小便白浊，尿后滴沥不尽，腰酸、遗精，舌边尖偏红，脉沉弦。拟渗湿化浊法。

处方：萆薢 12g，石菖蒲 10g，炙甘草 10g，台乌药 12g，益智仁 10g，玄参 15g，茯苓 30g，连翘 12g，银花 10g，琥珀粉（包煎）5g，小茴香 3g，肉桂 6g。

水煎服，7剂。

五诊：1987年12月7日。连服上方药约1个月，现少腹胀痛已无，且小便白浊及遗精次数明显减少，诉仍尿有余沥，舌淡稍暗嫩，脉沉细。拟补肾涩精、通淋缩尿法。

处方：芡实10g，莲须6g，山药12g，益智仁10g，覆盆子10g，桑螵蛸10g，煅龙骨24g，炙龟甲24g，菟丝子18g，知母10g，黄柏10g，琥珀粉（包煎）5g。水煎服，7剂。

六诊：1987年12月23日。服上药半月，诸症消失，复查前列腺均正常，临床治愈。

（谢海洲．谢海洲论医集．北京：中国医药科技出版社，1993：380-382）

【诠解】手淫史多年，遗精、少腹掣痛，甚则牵及会阴部作痛，伴腰膝酸软，时有头晕口苦，纳呆食少，小便频多，尿后滴沥不尽，舌质淡暗，苔根部黄腻，脉弦滑。辨证为阴虚火旺，相火亢盛，以黄柏、知母清泻相火，益智仁、菟丝子、补骨脂等益肾涩精之法治之。二诊为下焦阳虚，气血瘀滞，以小茴香、炮姜、官桂等温阳，延胡索、五灵脂等活血化瘀通淋。至四诊时少腹胀痛基本消失，惟觉小便频多，时有小便白浊，尿后滴沥不尽，肾虚症状减，继续温阳化浊，而后补肾涩精、通淋缩尿以收功。

徐福松医案

（房劳伤阴，滋阴固肾）

何某，31岁，已婚。

1979年9月8日初诊：8年来腰痛、滴白，在某医院诊断为慢性前列腺炎，经用各种中西药物治疗未见效果。婚前遗精频繁，婚后房事过劳。现大便努责后滴白，尿后余沥不尽，尿道口有黏液，会阴及腰部酸楚，下肢无力，足跟疼痛，午后阴茎灼痛，手足心发热，两颧微红，体温正常，头昏耳鸣目涩，口渴喜饮，大便干结，有时遗精，舌红苔少、中有龟裂，脉细带数，前列腺液常潜有红细胞少许，脓细胞（+），卵磷脂小体少。

辨证：肾阴不足，虚火偏旺。

治法：滋阴降火、固肾涩精为主。

处方：菟丝子汤加减。

药物：菟丝子 10g，茯苓 10g，怀山药 10g，沙苑子 10g，车前子（包煎）10g，石斛 10g，生、熟地黄各 10g，益智仁 10g，炙远志 10g。

治疗半月，症状明显好转，1 个月后复查，前列腺液除有少许红细胞外，余均正常，乃配服二至丸 2 个月，前列腺液中红细胞消失，诸症均瘥。再以六味地黄丸、二至丸巩固疗效，观察 2 年，未见复发。

（徐福松．男科临证指要．北京：人民卫生出版社，2008：157-167）

【诠解】 肾虚是慢性前列腺炎的发病之本。本病患者大都年龄较轻，既往一般无慢性病史可循，肾虚从何而来？余以为因病致虚者多，即由实转虚者多。诚如张介宾所述："有浊在精者，必由相火妄动，淫欲逆精，以致精离其位，不能闭藏，则源流相继，淫溢而下，移热膀胱，则溺孔涩痛，清浊并至，此皆白浊之因于热也。及其久也，则有脾气下陷，土不制湿，而水道不清者；有相火已杀，心肾不交，精滑不固，而遗浊不止者，此皆白浊之久无热证也。"

十一、肾虚夹湿证

张丰青医案

（肾虚夹湿，补肾渗湿）

徐左　下坠之气，仍不见松，气一下注，直入尿管，辄痛不能忍，有时由尿管而抵及肛门，亦然作痛小溲滴沥不爽。右脉濡滑，左部细弱无力。良以肾气亏损，不能收摄。再咸润摄下。

干苁蓉三钱，大茴香（盐水炒）八分，厚杜仲三钱，炒黑当归一钱五分，炒杞子三钱，菟丝子（盐水炒）三钱，川断肉三钱，炒青盐一分五厘。

二诊：盐润摄下，注痛稍退，而小溲仍涩不爽。肾气既虚，病根愈难澈也。

两头尖（炒包）、生蒲黄、当归尾、赤白苓、泽泻、柏子仁、生牛膝、川草薜、韭菜根。

三诊：小溲尚觉塞滞。水道之中，必有凝瘀内阻。再排湿化瘀，分清精水。

川萆薢、滑石、冬葵子（研）三钱，细木通、牛膝梢、泽泻、石菖蒲（盐水炒）、甘草梢、西血珀三分，酒炒湘军五分。

四诊：小溲已能约束，惟水道尚在窒塞，理宜逐步进逼。然天暑脉虚，不若暂为退守，乘机进治。

川萆薢、泽泻、生米仁、细木通、车前子、南楂炭、制半夏、黑山栀、牛膝梢、淡竹叶。

五诊：湿浊瘀腐不化，小溲仍然窒滞，漩脚浊腻。再利水而排湿化瘀。

川萆薢二钱，白茯苓三钱，益智仁八分，瞿麦二钱，车前子二钱，萹蓄五分，牛膝梢三钱，泽泻（盐水炒）一钱五分，石菖蒲（盐水炒）三分，木通五分，两头尖（炒包）一钱五分，改方加单桃仁一钱五分，酒炒大黄二钱。

六诊：溲后每有牵腻之物渍于马口，为湿浊未除之症。然小溲数而难固，心火陷入于肾，肾阴不摄，从心肾主治。

台参须八分，云茯神三钱，生山药三钱，潼沙苑（盐水炒）三钱，细生地四钱，柏子霜三钱，远志肉七分，带心莲子（打）三钱。

（《张聿青医案》）

【诠解】　患者右脉濡滑，左部细弱无力，是以肾气亏虚，不能固摄，故而小溲滴沥不爽且作痛，用肉苁蓉等咸润摄下后，而小溲仍涩不爽，是因水道之中，仍有凝瘀内阻之故也。此案为肾虚夹湿，补肾固涩时亦清利湿热。

邹云翔医案

（益肾、理湿、和络，标本兼顾）

杨某，男，42岁。

1960年3月25日初诊：患者7年来腰府酸痛，尿道灼热，常有乳白色分泌物滴出，有时尿色黄赤或混浊，并伴有全身关节酸疼。曾经某医院多次前列腺液检查，诊断为慢性前列腺炎，使用磺胺类等抗生素和中医补肾清利药治疗，疗效不佳。来诊时除上述症状外，尚有自汗，少眠。脉象细弦，舌苔薄黄。

辨证：肾虚夹湿，脉络失和。

治法：益肾、理湿、和络，标本兼顾。

方药：桑寄生 12g，牛膝 9g，炒独活 3g，制苍术 3g，法半夏 5g，炒茯苓 3g，牡蛎（先煎）12g，天花粉 6g，茯苓 9g，薏苡仁 9g，荷叶 9g，鲜芦根（去节）2 尺，六一散（包）9g。水煎，每日 1 剂。

4 月 3 日复诊：称服药后腰府坠痛较轻松，但小便极浑浊，如糜粥样，其味奇臭，乃湿浊外出之征。

拟方：炒桑寄生 15g，牛膝 12g，枸杞子 6g，炒巴戟天 6g，炒独活 3g，法半夏 3g，鲜芦根（去节）3 尺，制苍术 3g，炒黄芩 3g，薏苡仁 9g，茯苓 9g，麦门冬 9g，六一散（包）9g，牡蛎（先煎）12g，鲜荷叶 9g，天花粉 6g。

4 月 6 日三诊：诉服第 1 ~ 2 剂时，腰酸明显，小便浑浊，色白，尿道已不觉灼热。第 3 剂后，小便转清，腰府舒适轻快，全身关节痛亦有好转，汗出如前，脉细弦，苔色淡黄。湿浊十去八九，肾虚尚未尽复，原方增减。

桑寄生 15g，牛膝 12g，枸杞子 9g，炒黄芩 3g，天花粉 6g，麦门冬 2g，牡蛎（先煎）12g，茯苓 9g，龙骨（先煎）12g，鲜芦根（去节）1 尺，鲜荷叶 5g，薏苡仁 5g，六一散（包）5g。

4 月 9 日四诊：选投补肾、理湿、和络之剂，腰部已无明显感觉，小便清晰，尿道无分泌物淌出，全身关节亦不酸痛，惟仍自汗，夜寐不佳，苔色淡黄，脉细。拟方转从敛汗安神，用甘麦大枣汤加味。

浮小麦 15g，炙甘草 3g，大枣（切）4 个，炒白芍 9g，煅牡蛎（先煎）12g，龙骨、齿（先煎）各 9g，枸杞子 5g，生地黄 5g，沙苑子 5g，茯苓 9g，灯心 3 尺。

4 月 14 日五诊：药合病机，汗得敛，寐亦佳，腰府舒适，小便清晰，舌脉如常，为巩固计，拟丸方调理。

沙苑子 120g，干地黄 60g，枸杞子 60g，艾叶 120g，茯苓 30g，法半夏 30g，炙甘草 60g，浮小麦 90g，鲜荷叶 30g，大枣 20 个。以上研粉，另以龙骨、齿各 180g，煅牡蛎 120g，灯心一丈，煎汤水淀丸，如绿豆大小，每次服 4 ~ 5g，1 日 2 次，开水送下。

1964 年 5 月，询其前列腺炎事，称自 1960 年治疗后，迄今未复发，并述丸方共服 2 料。

(邹云翔. 邹云翔医案选. 南京：江苏科学技术出版社，1981：129-132)

【诠解】 中医学无"前列腺炎"病名，但据其主症，尿道常有白色分泌物、尿道灼热、腰痛等表现，应属于"肾虚夹湿""湿热下注""淋浊""腰痛"等证候范畴。本例病程长达 7 年之久，应前后不知服过多少导赤散、八正散之类，亦不知用过多少左归、右归之剂，清利不效，补也无益，必别有故在。本例属虚实夹杂之病，虚在肾，实在湿浊。肾虚则外府失养，故腰酸痛；肾虚固摄无权，则精微脂液下流，故尿道常有乳白分泌物淌出，此为虚象。肾气不化于膀胱，则积湿生热，湿热下注，故尿道灼热，溲黄赤而混浊，此属实证。关节酸痛，风湿痹于络脉，亦是虚实参半之候。

全疗程五诊，可分两个阶段。一至三诊治以标本兼顾，治本以补肾固摄，治标以化湿和络。初诊方服后，小便浑浊如糜粥样，味奇臭，是湿浊从小便排泄之起势，是以二诊方守原制而加重补肾之药味，以增强肾脏之功能，使湿浊继续下泄。药效应手，二诊方服至第 3 剂时，小便已得清晰，腰府舒适，关节酸痛亦有好转，湿浊大势已去。除恶务尽，是以三诊方删去独活，以龙骨伍牡蛎，加重固摄之力，并继续清除残余之邪。三诊，9 剂汤药，使湿浊清，络脉和，肾虚初复，此为第一阶段。四诊时除自汗依然、夜寐不佳外，余无明显自觉症状，方用甘麦大枣汤加味，敛虚汗，安魂魄，效如桴鼓。五诊是用补肾养心，稍佐升清降浊之品组成丸方，巩固疗效，以收全功。此为第二阶段。

本例慢性前列腺炎，病程长达 7 年，五诊竟获全功，收敛之速，非意料所及。细味本例处方用药，极其清灵，补不用滋腻，清不用苦寒，尤妙在用荷叶一味，升举清阳之气，促其湿浊之邪不断下泄，使甘寒渗利之芦根、茯苓、薏苡仁等之效益彰。

程门雪医案

(温肾化气，清利湿浊)

张某，男，70 岁。

初诊：1935 年 7 月 30 日。高年膏淋，溲频，澄脚如泔，上沫如油，溲时刺痛。此气虚肾亏，湿热下注，膀胱宣化失司之故。夜眠不安，神疲乏力，胃纳不香。痼疾已成，不易杜根，腻补难受。姑以益气健脾、佐以宣化通关为治。

辨证：气虚肾亏，湿热下注。

治法：温肾化气，清利湿浊。

方药：黄芪 9g，山药 9g，茯苓、神各 9g，生白术 9g，熟女贞子 9g，益智仁 2.5g，乌药 3g，草薢 4.5g，淡秋石 2.5g，生甘草梢 3g，浮小麦 12g，合欢皮 4.5g，滋肾通关丸（包煎）3g。

（上海中医学院 . 程门雪医案 . 上海：上海科学技术出版社，1982：171-182）

【诠解】 程老遗著《金匮篇解·淋浊解》："大概膏淋一症，有类下消，虽有轻重之分（淋轻而消重），但膏淋重症亦能销铄肌肉精髓，致人生命。故治淋症以血淋为最缠绵，膏淋为最危难也。劳淋以补中益气汤为无二之专方，投之即效。它淋固忌补气（指实证），而此淋非补气不为功。即一切淋症日久虚其中气者，亦舍此方莫属。"本例症属膏淋，年高气坠，也有劳淋之象，但湿热犹盛，虚中夹实。方用草薢分清饮、滋肾通关丸等合法，以清利湿浊，温肾化气。治膏淋、劳淋，若能举其中气，则迫痛、溲频可减；固其肾关，则油脂可止。

万友生医案

（湿热瘀阻勿忘虚，尿后阴痛辨虚实）

窦某，男，31 岁。

1998 年 1 月 9 日就诊：患者尿道口灼热，排尿时会阴部胀痛 2 个月，其他医院直肠指检：前列腺稍大而硬，前列腺液检查：脓细胞 11 个/HP，卵磷脂小体减少，诊为前列腺炎。刻诊：尿道灼热疼痛，排尿时会阴部胀痛，伴腰膝酸软，手足心热，口干舌燥，大便干结，舌红、苔薄白，脉弦滑。此属肾虚兼有湿热，治宜滋补肾阴、利湿清热。方用当归贝母苦参丸（汤）合知柏地黄汤加减。

生地 15g，山萸肉 10g，丹皮 10g，茯苓 20g，泽泻 20g，当归 20g，浙贝母 15g，苦参 30g，连翘 30g，赤小豆 20g，桑寄生 20g，泽兰 12g，牛膝 12g。水煎，

2 次分服。

1 月 14 日复诊：服药 4 剂，尿道灼热消退，腰困、发热亦有减轻。上方有效，去牛膝，加木通 10g，蒲黄 10g，继服 6 剂。

1 月 21 日三诊：会阴部胀痛明显减轻，腰痛、发热缓解，前列腺液检查正常。嘱服用成药六味地黄丸 1 盒以巩固疗效。

（万友生．万友生医案选．上海：上海中医药大学出版社，1997：302-303）

【诠解】 本例是因肾虚兼有湿热，以致小便不利，由于病久邪气深痼，故当归贝母苦参丸（汤）合知柏地黄汤加减以滋补肾阴、利湿清热。小便会阴疼症有虚、实之辨，虚证尿色清白，治宜补涩；实证则尿色多黄赤，且多有灼热感，治宜通利，如本案是其例。

徐福松医案

（虚实夹杂，古方化裁）

郭某，28 岁，未婚。

1983 年 7 月 31 日初诊：曾在某医院泌尿外科多次检查前列腺液常规：卵磷脂小体极少，脓细胞 30 个至满视野，经用复方磺胺甲恶唑、呋喃妥因、庆大霉素、红霉素、卡那霉素、磁疗等医治，效果不显，乃来我院就诊。当时见尿末滴白，时多时少，尿后余沥不尽，溲黄混浊，形体消瘦，时有腰膝酸软，遗精频繁，大便干结，口中干苦而黏。证属肾虚兼有湿热。治以补肾导浊，乃进草萆汤加减。

药物：草薢 10g，益智仁 10g，菟丝子 10g，茯苓 10g，车前子（包煎）10g，石菖蒲 3g，台乌药 6g，生草梢 3g，沙苑子 10g，川续断 10g，牡蛎（先煎）20g。

5 剂后症状好转，连服 3 个月，诸症消失，复查前列腺液常规：卵磷脂小体 30 个/HP，脓细胞少量，临床基本痊愈，后遂结婚。随访 2 年，未见复发。

（徐福松．男科临证指要．北京：人民卫生出版社，2008：157-167）

【诠解】 草萆汤是徐老的经验效方，由草薢分清饮合菟丝子丸化裁而成。一以补肾，一以导浊，合而用之，为消补兼施之妙方。方中菟丝补阴，草薢除湿为主药，治湿而不伤阴，补阴而不腻湿。沙苑固精，山药固肾，则菟丝益肾填精之功益胜；茯苓渗湿，车前导湿，则草薢分清渗浊之力更强；菖蒲豁痰宣窍，甘草梢和中解毒兼引诸药直趋精室；又茯苓配菟丝，有茯菟丹之意，意在固精兼渗湿；车前配菟丝，为王旭高之法，专导败精之流注。全方组合缜密，配伍精当，临床验之，洵有良效。

陈志强医案

（精浊乃肾虚膀胱热，温通清化治精浊）

蒋某，男，42 岁。

诉小便不畅，尿频尿急，时有尿痛。平素嗜烟酒肥甘，舌淡，苔薄黄，尺脉无力。

辨证：肾虚，膀胱热。

治法：补益肾气，清热通淋。

方药：肾虚膀胱热方加减。蒲公英 15g，车前子 10g，王不留行 15g，牛膝 10g，黄芪 30g，太子参 15g，桂枝 5g，白术 10g，茯苓 15g，甘草 5g，菟丝子 15g，桑寄生 15g，白芍 15g，熟地黄 15g，泽兰 10g。

二诊：服药 14 剂，小便自利，再予 7 剂后，诸症缓解。

（袁少英，覃湛. 古今名医临证实录·男科卷. 北京：中国医药科技出版社，2013：152）

【诠解】 慢性前列腺炎多见于青壮年，每由"思想无穷，所愿不得，意淫于外，入房太甚"而发。常见病机主要有湿、热、瘀、虚四端，然临床证候却常相互兼夹，复杂多变。其病位深在，位居下焦，与水湿运化关系密切，发病每与湿邪有关。湿性黏腻，易阻遏气机，郁而化热，故以湿热较为多见。然病久则损耗肾气，致"肾虚则小便数，膀胱热则水下涩"之虚实夹杂证型。岭南诸地，气候潮湿，该病多以湿邪为患，易伤阳气且滋生他患，致病机虚实兼杂，复杂多变，病程缠绵反复，故辨证当"谨候气宜，勿失病机"。针对前列腺炎的证型特点，治法当遵"温、通、清、化"四则，温阳以气化，通下以利水，清热以燥

前列腺炎

湿，化浊以分清，则于临证定有效验。

十二、脾肾两虚证

王旭高医案 2 则
（脾肾两虚精浊难愈，脾肾双补固下焦）

医案 1：须　精浊连年不断，兼有血块淋漓。肝肾大虚，八脉无以固摄，湿热混乱不清。舌苔白腻。法当脾肾双补，固摄下焦。

怀山药、茯苓、菟丝子、阿胶（赤石脂炒）、血余炭、五味子、杜仲、沙苑子、金樱子、莲须、旱莲草。

医案 2：包　劳碌气虚，湿热随之下陷。淋浊初起觉痛，今而不疼，但觉气坠，小便频数，色黄而浑浊不清。仿东垣补脾胃、祛湿浊、泻阴火、升清阳方法。

黄芪（盐水炒）、柴胡、升麻、沙参、茯苓、芡实、萆薢、黄柏、知母、灯心、食盐（冲服一捻）。

（《医学刍言》）

【诠解】　浊者，小溲不清也，属湿热。初宜治脾渗湿热；久宜补肾固精。肝肾八脉之虚，由湿浊混淆，精血频下。若不先清湿热以宁相火，徒事补肾固精，所谓"不清其源而欲塞其流"，能乎否乎？浊病稍久，当固精兼渗湿，萆薢分清饮；中气虚者，补中益气汤。浊出精窍，与淋出溺窍不同，病久宜固肾，不宜分利，是要旨也。

张聿青医案
（气虚滴白，健脾补中）

钱左　浊经两月，小溲甚畅，而马口不净，时有渗溢。脉大不耐重按。此气虚矣。

别直参（另煎冲）一钱，野于术二钱，炙柴胡四分，沙苑子三钱，泽泻一钱五分，炙绵芪三钱，炙升麻四分，广皮一钱，煅牡蛎四钱，威喜丸二钱（药汁送服）。

（《张聿青医案》）

【诠解】 浊经两月，小溲畅而马口不净，时有渗溢，为湿流于下。然脉大不耐重按，乃中气亏虚矣，治以补中益气汤，健脾益气。

张锡纯医案

（病起寒湿失治，散肝风固肾气）

天津李某，年二十六岁，得小便白浊症。

病因：于季秋乘大车还家，中途遇雨，衣服尽湿，夜宿店中，又披衣至庭中小便，为寒风所袭，遂得白浊之症。

证候：尿道中恒发刺痒，每小便完时有类精髓流出数滴。今已三阅月，屡次服药无效，颇觉身体衰弱，精神短少，其脉左部弦硬，右部微浮重按无力。

诊断：《内经》谓"肾主蛰藏，肝主疏泄"，又谓"风气通于肝"，又谓"肝行肾之气"。此证因风寒内袭入肝，肝得风助，其疏泄之力愈大，故当小便时，肝为肾行气过于疏泄，遂致肾脏失其蛰藏之用，尿出而精亦随之出矣。其左脉弦硬者，肝脉挟风之象；其右脉浮而无力者，因病久而气血虚弱也。其尿道恒发刺痒者，尤显为风袭之明征也。此宜散其肝风，固其肾气，而更辅以培补气血之品。

处方：生箭芪五钱，净萸肉五钱，生怀山药五钱，生龙骨（捣碎）五钱，生牡蛎（捣碎）五钱，生杭芍四钱，桂枝尖三钱，生怀地黄三钱，甘草钱半。

共煎汤一大盅，温服。

（《医学衷中参西录》）

【诠解】 此证因风寒内袭入肝，肝得风助，其疏泄之力愈大。方中以黄芪为主者，因《神农本草经》原谓"黄芪主大风"，是以风之入脏者，黄芪能逐之外出，且其性善补气，气盛自无滑脱之病也。桂枝亦逐风要药，因其性善平肝，故尤善逐肝家之风，与黄芪相助为理则逐风之力愈大也。用萸肉、龙骨、牡蛎者，以其皆为收敛之品，又皆善收敛正气而不敛邪气，能助肾脏之蛰藏而无碍肝风之消散，药物解中论之详矣。用山药者，以其能固摄下焦气化，与萸肉同为肾气丸中要品，自能保合肾气不使虚泄也。用芍药、地黄者，欲以调剂黄芪、桂枝之热，而芍药又善平肝，地黄又善补肾，古方肾气丸以干地黄为主药，即今之生地黄也。用甘草者，取其能缓肝之急，即能缓其过于疏泄之力也。

程门雪医案
（健脾而补中，温肾助气化）

杜某，男，31 岁。

初诊：1958 年 4 月 21 日。先则小溲频数，继则腹胀里急，溲色清，苔薄舌淡，脉濡。

辨证：中气下陷。

治法：补中益气。

方药：补中益气汤加减。炙黄芪 9g，炒党参 4.5g，炒白术 4.5g，炙甘草 2.5g，当归身 4.5g，炒柴胡 2.5g，炙升麻 1g，陈皮 4.5g，金匮肾气丸（包煎）12g。

（上海中医学院. 程门雪医案. 上海：上海科学技术出版社，1982：171–182）

【诠解】 此例溲清而不黄，腹胀里急，舌淡脉濡，而无舌红脉数，小溲淋痛等湿热下注之象，当属中气下坠、膀胱气化不及的虚证。程老用补中益气汤以举其中气，金匮肾气丸以阴阳并补，温助气化，从虚论治。

徐福松医案
（中虚宜健脾，滴白宜固肾）

刘某，44 岁，已婚。

1979 年 8 月 14 日初诊：患者原有十二指肠球部溃疡、贫血。近 6 年来尿末滴白，在某医院泌尿科检查诊断为"慢性前列腺炎"，选用西药治疗，效果不显。患者面色少华，大便常溏，纳谷尚可，终末尿滴白，会阴及腰部酸痛而有坠感，脉细，舌苔薄白，肛指检查后会阴部作胀 4～5 天才消失。辨证为中虚，脾失健运之权。治宜补中益气，以补中益气汤原方加芡实 10g，炙鸡内金 5g。

10 剂后尿末滴白及尿不尽感减轻，腰及会阴部下坠感好转，大便转干。再以原法调理 1 个半月，面色转华，大便正常，滴白及尿频、滴沥等症均消失，会阴及腰部亦无坠胀感。

再以补中益气丸调理 2 个月而愈。随访 2 年，一切正常。

（徐福松．男科临证指要．北京：人民卫生出版社，2008：157-167）

【诠解】 中虚型的慢性前列腺炎，重点应抓住会阴（或阴阜、少腹、腰部）疼痛而兼有下坠之感。单纯中虚者，可尽投补中益气汤，如与其他证型相兼者，仍可同时服用补中益气丸。因此方消中有补，不会克伐正气；补中有消，毋虑徒增湿热。

十三、肾阳虚损证

王旭高医案

（病久伤阳，温阳化浊）

丁 水窍精窍，异路同门，二窍不并开。水窍开则湿热常泄，相火常宁，精窍常闭。若水窍为败精瘀浊阻塞不通，则湿热不泄。病已二载，颇服滋补，使湿热败浊漫无出路，致下焦浊气上攻及胃，时时嗳气，腹中不和，二便不爽，失下行为顺之理。诊脉细肢寒，肾阳与胃阳不布。法宜通阳渗湿，益肾化浊。

补骨脂、韭菜子、茯苓、萆薢、小茴香、菟丝子。

又 症势仍然，前方加减。照前方加桂枝、白芍、龙齿、牡蛎。

（《医学刍言》）

【诠解】 若败精瘀浊阻塞水窍，则湿热不泄，且长期滋补，湿热败浊已漫无出路，致下焦浊气上攻及胃，时时嗳气。治疗宜温阳化浊。肾阳得温，脾胃健运，则腹中不和自消，二便畅通。

十四、心肾两虚证

朱丹溪医案 2 则

（滋阴降火，兼清湿热）

医案 1：一人便浊经年，或时梦遗，形瘦，作心虚主治，用珍珠粉丸和定志丸服。

（《丹溪心法》）

医案 2：一人健忘，白浊。定志丸与珍珠粉丸同服。

（《丹溪治法心要》）

【诠解】 朱丹溪认为，人之五脏六腑，俱各有精，然肾为藏精之府，而听命于心，贵乎水火升降，精气内持。若调摄失宜，思虑不节，嗜欲过度，水火不交，精元失守，由是而为赤白浊之患。本例病人患病时间较长，初为便浊，久而梦遗，形瘦，心肾均虚。梦遗者，相火妄动；形瘦者，阴血俱虚；便浊者，热伤阴血，湿热下注。治以滋阴降火，交通心肾，方以珍珠粉丸合定志丸。方简而力宏，人参、茯苓、远志、石菖蒲平补心气，朱砂安神，珍珠粉丸之黄柏凉血清肾中伏热，蛤粉咸寒入肾以利湿浊。诸药合用水火既济，阴阳协和，则精气自固，便浊乃愈。医案 2 与医案 1 类似，可参考阅读。

十五、气血两虚证

薛己医案 3 则

（脾肾并重，滋其化源）

医案 1：少宰汪涵斋，头晕白浊，余用补中益气加芩、半而愈。复患腰痛，用山茱、山药、五味、萆薢、远志顿愈。又因劳心，盗汗白浊，以归脾汤加五味而愈。后不时眩晕，用八味丸痊愈。

【诠解】 精之主宰在心，精之闭藏在肾。凡人酒色无度，思虑过情，心肾气虚，不能管摄，往往小便频数，便浊之所由生也。阴不升，阳不降，上下乖掠，是以有清浊不分之症，大抵多是湿痰流注。本例患者湿痰中阻脾胃，清阳不升，故见头晕；湿痰下流精室，故见白浊。方用补中益气汤加茯苓、半夏而愈。但平素所见头痛，必不敢轻易用升麻、柴胡类，此案中因其清阳不升不能充溢头目所致头晕，故敢用升麻、柴胡类。补中升提，清气上行，于是头晕自愈，白浊自止矣。瘥后复患腰痛，应首选六味地黄等补肾方剂，然其用山茱萸、山药、五味子补肾涩精，萆薢、远志分清泄浊，只因此病原本脾胃虚弱，痰湿下陷，今用补中益气汤健脾升清，而且体内痰湿余气未清，若用地黄等降滞之药，却又恐助痰湿而清气不升。故以山药等数味，补肾而不降滞，萆薢、远志分清泄浊。后因劳心，心失所养；脾失健运，湿痰内停；心脾两虚，症见盗汗、白浊，故以归脾汤益气补血、健脾养心，加五味敛心阴而愈。后不时晕眩，久病湿痰伤阳之故，用八味丸少火生气，温阳补肾而愈。本例患者基本病机为中焦之湿痰流注，病久合并他脏之症，治疗仍以中焦脾土为本，随症加减，疗效显著。

医案2：司厅陈石镜，久患白浊，发热体倦，用补中加炮姜四剂浊止，再六味兼用诸症皆愈。

【诠解】 补中益气汤由金元时期著名医家李杲所创，该方是为饮食劳倦损伤脾胃，以致脾胃气虚、清阳不升之证而设。东垣说："内伤不足之病，……惟当以甘温之剂，补其中，升其阳"；又言"盖温能除大热，大忌苦寒之药泻胃土耳"。然而补中益气汤甘而未温，不足以除大热，故加用炮姜温中。然后只有在发热伴有倦怠乏力的情况下，才可以用补中益气汤加炮姜甘温除大热，不然诸多热证，又岂能全部甘温除热？丹溪云：阴虚则发热，其人仍有肾阴虚，故兼用六味地黄汤，而诸症皆愈。

医案3：光禄柴某，因劳患赤白浊，用济生归脾、十全大补二汤，间服愈。

（《薛案辨疏》）

【诠解】 归脾汤、十全大补汤本非治疗白浊之剂，然此案用之，只因其白浊为过劳而起。劳则伤心脾，亦复伤脾肾，其人之劳心而兼劳力者也。故不可见白浊则用分清渗利之品，还需审证求因，不可惯性思维。

十六、肾阴不足证

费绳甫医案

（虽以苦寒清湿热，必兼甘淡养胃阴）

餐饭已加，入夜能寐，尚未酣畅，流浊已经匝月，茎中作痒，牵引后阴，觉热，小溲短数，间或咳嗽。肾阴久虚，湿热内蕴，气化无权。脉来弦细。宜宗前法进治。

冬青子三钱，川楝肉一钱半，川石斛三钱，黑山栀一钱半，云茯神二钱，南沙参四钱，栝楼根四钱，淡豆豉三钱，瓜蒌皮三钱，大贝母三钱，冬瓜子四钱，生谷芽四钱，广皮白五分，鲜竹茹一钱，银杏肉十粒。

（《费绳甫先生医案》）

【诠解】 流浊已经匝月，餐饭已加，入夜能寐，尚未酣畅，脉来弦细。此案是典型的久病肾元亏虚，然下焦湿热必须清化，但清化湿热时须谨记养阴调气，切勿利湿伤阴。

前列腺增生症

一、肾阴不足证

李杲医案

（滋肾通关，化气通癃）

东垣治一人病小便不利，目睛突出，腹胀如鼓，非鼓胀，因小便不出而胀，膝以上坚硬，皮肤欲裂，饮食且不下。服甘淡渗利之药，皆不效。李曰：疾深矣，非精思不能处。思之半夜，曰：吾得之矣。《内经》有云：膀胱者，津液之府，必气化乃能出焉。令服淡渗之药，而病益甚者，是气不化也。启玄子曰：无阳则阴无以生，无阴则阳无以化。甘淡气薄，皆阳药，独阳无阴，其欲化得乎？明日以滋肾丸群阴之剂投之，再服而愈。

（《名医类案》）

【诠解】 本例以"小便不利，腹胀如鼓"为主要临床表现。对于"小便不利"，素人喜用淡渗利湿之品治之，但于本例无效。李杲思之再三，"膀胱者，津液之府，必气化乃能出焉"。鉴于患者"皮肤欲裂，饮食且不下"，为阴虚津液不足，不能濡养肌肤，则皮肤欲裂；胃阴亏虚，受纳腐熟功能减退，则不思饮食；皆为阴虚之象，无阴则阳无以化，而见小便癃闭，为病之根本。医者审证求因，以群阴之剂滋肾丸治之而愈。

谢星焕医案

（治癃不惟沉寒淡利，气化必究闭塞之因）

都昌舟子，大小便秘，腰屈不伸，少腹胀痛，倩人扶持来寓求救，狼狈之状，势甚可骇。细视之，面色正赤，鼻准微黄，额汗如珠，舌苔中黄。诘之曰：小便秘乎？其倩人曰：二日一夜，并无半沥，大便亦闭。余知鼻黄者，多患淋秘，淋秘鼻黄者，势必危。仲景云：无尿额汗者死。因谓之曰：事急矣，恐难治也。病者闻言大哭。余为之恻然，姑为诊之。尺寸沉小，幸劲指有力，复慰之曰：此症虽危，吾可以法救之。意仿无阴则阳不化之旨，欲举东垣滋肾之法。病者忽云：服车前草及六一散大黄药一剂，愈加胀痛难忍。此又凉寒，不服。意者，冷结关元乎？然脉象症候，固非无阳，且似有火，乃寒之而反重者何耶？因思《内经》有云：诸寒之而热者取之阴，所谓求其属也。遂订六味地黄合滋肾作汤，大剂以进，滋阴以化气，外用捣葱合盐炒热，布包熨脐，通中以软坚。自午至戌，内外按法不辍，俾得关通，二便顿解。此症生死反掌，读仲景书者方知。

（《得心集医案》）

【诠解】 仲景所云"无尿、额汗者死"为关格元气下脱，亡阴之证，与本例患者临床表现颇为相似。医者细察之，本例脉象为沉小而有力，非亡阴证之脉细数无力或洪大按之无力，舍症求脉，辨证为肾阴亏虚，需用滋补肾阴之法，故用车前草及六一散大黄药。后胀痛愈甚，需投以六味地黄合滋肾丸，"壮水之主以制阳光"，复以葱白合盐敷脐，通阳散寒，助膀胱气化通小便，达到"阳中求阴"之效。

陈伯咸医案

（滋肾清热，宣气化瘀，利窍通闭）

刘某，男，70岁。

初诊：1978年12月15日。

主诉：自述患前列腺肥大6年之久，小便经常淋沥不畅。1周前突然尿闭不通，在外院插管导尿并留置导尿管，现拔管后小便仍不能自解，伴腰痛乏力、烦躁、小腹胀急。纳可，大便调。

诊查：急性病容，表情痛苦，面色黑滞少华，舌红苔微黄薄腻，脉弦细数。

辨证：肾阴不足，瘀阻尿道。

治法：滋肾清热，宣气化瘀，利窍通闭。

方药：生地黄 18g，当归 9g，赤芍 9g，牡丹皮 9g，木通 9g，竹叶 9g，泽泻 9g，车前子 9g，杏仁 9g，女贞子 9g，旱莲草 9g，王不留行 9g，泽兰 9g，琥珀末 3g（分 2 次冲服），甘草 3g。

二诊：1979 年 1 月 3 日。上方药服 3 剂，小便已能自解，但仍淋沥不畅，溺时茎中作痛，守方继服 6 剂，小便通利如常，惟觉两腿作痛，有时抽筋。原方加牛膝 9g，白芍 15g，继服 3 剂而愈。

（董建华. 中国现代名中医医案精华. 北京：北京出版社，1997：117）

【诠解】 中医学称前列腺增生症为"癃闭"。老年人脏腑功能减退肾阴亏虚，故腰痛乏力，舌红脉弦细数。三焦气化不利，湿热凝结，膀胱气化失常，阳不化气，气不行血，则血凝瘀阻。气滞血瘀互相影响，互为因果，瘀结成块，压迫尿道，排尿困难，故癃闭症肾虚夹湿热瘀阻是本病之根本。予生地黄、女贞子、旱莲草补肾阴；木通、竹叶、泽泻、车前子清湿热；当归、赤芍、牡丹皮、王不留行、泽兰、琥珀活血化瘀；杏仁宣肺化气；甘草调和诸药。全方共奏滋肾清热、宣气化瘀、利窍通闭之功。3 天后症状明显改善，效不更方，继续服用 6 天，两腿作痛，有时抽筋，为阴虚经脉挛急失养，加牛膝引药下行，白芍与甘草合用，为白芍甘草汤，酸甘化阴，濡养经脉。

二、肾阳不足证

谢星焕医案

（治癃不惟沉寒淡利，气化必究闭塞之因）

有詹姓癃闭一案云，病自腹痛，连月服药未愈。一月偶用车前草煎服，须臾痛转加甚，小水紧迫，膨胀不出。延余诊时，痛闷于床，呼吸将危，四肢厥冷，脉得寸部浮弦时止，尺沉迟而疾。潜思阳明实痛，热结膀胱，痛极必汗，今无汗，知非阳证也。又初无恶寒头痛，则于表里无涉。此必生冷伤脏，是为冷结关元，阳气无化。《经》曰：膀胱者，州都之官，津液藏焉，气化则能出矣。重用附、桂，加苓、草，佐以枳实合为逐冷化气。一剂后，人事稍苏，小便紧急十余行，仅得半盏，再剂后，安睡一顷，小水长行，痛止而安。此症因案中引而未发，故特表而出之。

（《得心集医案》）

【诠解】 本例患者"四肢厥冷，脉得寸部浮弦时止，尺沉迟而疾"，但因多种病证可导致该临床症状，医者使用排除法进行诊治。患者"痛极无汗"，排除因阳明实证，热结膀胱导致格阴于外的四肢厥逆、小便不利之证；"无恶寒头痛"，排除水饮内停，致肺失宣降，水之上源不调，致膀胱气化失职，水蓄不行的太阳伤寒兼里停水饮的小青龙汤证。肾与膀胱相表里，肾气充足，膀胱腑气通畅，则水道通调；若肾气不足，膀胱气化乏力，小便不利。故给予附子、肉桂甘热助阳补火，温阳化气；茯苓、甘草甘补淡渗利湿，且甘草缓和附子及肉桂峻猛之性；枳实破气下行。全方补中有泻，效果显著。

张琪医案

（本虚标实，温阳清热）

谌某，男，73 岁，离休干部。

1999 年 1 月 13 日初诊：素有前列腺增生病，小便频数无度，曾用保守治疗，症状减轻不明显。近 1 月来小便不通，小腹胀满难忍，在某医院住院用导尿管始能排出，因年高体弱，不能手术，求中医治疗。除上述症状外，大便秘 2~3 日一行，滞涩不爽，小便涩痛不下，脉象沉，舌苔白干。宜补肾温阳、清利湿热法。拟方：熟地 20g，山萸肉 15g，山药 15g，茯苓 15g，丹皮 15g，泽泻 15g，肉桂 10g，附子 10g，知母 15g，黄柏 15g，车前 20g，瞿麦 20g，萹蓄 20g，桃仁 15g，大黄 10g，甘草 15g，水煎日 2 次服。

1 月 30 日复诊：服药 10 剂，小便能自行排出，但仍缓慢，须等待，夜间睡眠中有遗尿，大便能日行 1 次，但仍不爽，脉弦滑，舌淡红苔白，下肢有轻度浮肿，宜上方加固摄之品。处方：熟地 20g，山萸肉 15g，山药 20g，茯苓 15g，丹皮 15g，泽泻 15g，肉桂 10g，附子 10g，益智 20g，桑螵蛸 20g，补骨脂 15g，瞿麦 20g，车前子 20g，知母 15g，川柏 15g，石韦 15g，大黄 7g，茴香 15g，水煎日 2 次服。

2 月 7 日三诊：服上方 7 剂，小便通畅，未见有等待现象出现，大便日能排出 1 次，但仍便秘，尿频好转，次数减少，仍有遗尿，右脚踝下有轻度肿，脉弦滑，舌淡红，以上方增减。熟地 20g，山萸肉 20g，山药 20g，茯苓 15g，丹皮 15g，泽泻 20g，肉桂 10g，附子 10g，龙骨 20g，桑螵蛸 20g，益智仁 20g，覆盆子 20g，补骨脂 15g，大黄 10g，知母 15g，黄柏 15g，车前子 20g，石韦 15g，甘草 15g，水煎日 2 次服。

2 月 27 日四诊：服药 15 剂，小便通利，已无缓慢现象，夜间已无遗尿，大便通畅日行 1 次，病人精神大好，自感全身较前有力，继以上方调治而愈。

（张琪．中国百年百名中医临床家·张琪．北京：中国中医药出版社，2003：280-281）

【诠解】 本例患者"小便不通"是由于老年人肾气渐衰，肾中阳气不足，命门火衰，固摄无权，膀胱气化乏力，气不化火，无阳则阴无以化，而致尿不能出。"小腹胀满，大便秘结，脉沉，舌苔白干"为湿热与糟粕结于大肠，腑气不通，燥热内结，津液被劫之阳明腑实证。故本证为本虚标实之证，给予金匮肾气汤温阳化气，八正散去栀子、滑石、木通，加知母、黄柏、桃仁通腑泄湿热。复诊小便虽利，但夜间遗尿为肾气不足不能固摄尿液，加益智、桑螵蛸、补骨脂补肾固精缩尿；大便已通，减少大黄用量，去桃仁；改萹蓄为石韦，因其能清肺热，开水之上源，起到"提壶揭盖"之效；加小茴香去甘草，起到反佐之用，避免苦寒伤胃。三诊小便虽已通畅，但仍有遗尿，加龙骨及覆盆子，加强固摄小便之功；大便反而干结，故加大黄用量，去小茴香及瞿麦，加甘草缓和大黄药性。

三、肾气虚衰证

邢锡波医案

（补气益肾，行水通闭）

李某，男，65 岁。

病史：排尿困难1月余，尿量很少，近日来又形成点滴而下，小便及阴茎时时作痛。在某医院诊断为前列腺肥大，服药治疗效果不明显，外科建议手术治疗，患者不同意，而来中医就诊。

检查：形体健壮，面显痛楚，语言低怯，时作叹息声。指肛检查前列腺大如核桃。脉沉弦，舌红苔黄腻。

辨证：肾虚气衰，水道不通。

治法：补气益肾健脾，行水通闭。

方药：黄芪24g，生地黄15g，山药15g，泽泻15g，生苡仁15g，王不留行15g，大腹皮12g，漏芦12g，白术10g，牡丹皮10g，甘草10g，熟附子6g，沉香6g，肉桂5g。

连服2剂，小便增多，排尿时较前通畅。仿王清任重用黄芪、甘草之法，并加防风以助黄芪之功。将前方生黄芪加重至60g，甘草加重至15g，加防风12g。

连服2剂，患者自诉排尿已无困难，小腹及阴茎痛减轻，自觉轻松舒服，惟大便稍干燥，以原方加减，继续服用。

处方：黄芪50g，生地黄15g，甘草梢15g，蒲公英12g，赤芍10g，大黄6g。

服药2剂后，有如常人，排尿通畅，大便正常，睡眠安定，精神愉快。续服前方，以资巩固。

（邢锡波 . 邢锡波医案集 . 北京：人民军医出版社，1991：395-397）

【诠解】"肾司开阖"，肾气从阳则开，肾气从阴则阖。今肾阳虚阴盛，水道不通，而导致小便不利。老人气衰，肾阳不足，易出现此证。王清任治"老年人溺尿，玉茎痛如刀割"，用黄芪甘草汤，不论年深月久，皆有效。取其补益元气，以利血行而利小便也。本证治法以黄芪甘草汤为主。王清任曾用黄芪120g，甘草24g，并提出"病重1日2剂"的大剂量，本方用黄芪50g，甘草梢15g，即收奇效。

张琪医案

（消补并用，寒温齐施）

陆某，男，72岁，退休工人。

1999 年 3 月 16 日初诊：素有前列腺增生症，小便涓滴不下，一昼夜小便 100ml 左右，尿道涩痛，小腹胀满难忍，在某院住院。终日用导尿管导尿，始能排出 500～800ml，痛胀感稍减，不用导尿则小便不下。张琪教授应邀会诊，症状同前，脉象沉滑，舌质红苔薄。尿常规检查白细胞 30～40 个/HP，诊断前列腺增生并尿路感染。根据病证分析，属于高龄肾气虚气化失司，湿热蕴蓄，本虚标实之证，当以补肾气滋肾助阳，清利湿热法治疗。处方：熟地 20g，山萸肉 20g，山药 15g，茯苓 15g，丹皮 15g，泽泻 20g，肉桂 10g，知母 15g，黄柏 10g，附子 10g，瞿麦 20g，萹蓄 20g，大黄 7g，桃仁 15g，凤尾草 20g，三棱 10g，甘草 10g，车前 20g，水煎日 2 次服。

服上方 7 剂，小便渐通，不用导尿管能自行排尿，但量仍不多，仅能排出 500～700ml 左右，病人小腹胀满感觉减轻，精神好转。据上述用药经过，药已对症，嘱继服上方 7 剂后，尿量明显增多，24 小时达 1000～1500ml，继续调治而愈。

（张琪．中国百年百名中医临床家·张琪．北京：中国中医药出版社，2003：279-280）

【诠解】 医案中已详尽分析本案诊断思路、治则及方解，不赘述。患者年老肾气不足，正气亏虚，易受湿热之邪侵犯，为本虚标实之证，故治则以标本同治、攻补兼施为准。予补肾气滋肾助阳、清利湿热为法，又鉴于癃闭属于癥瘕范畴，加桃仁、三棱及大黄活血通经，软坚散结，以收奇效。

四、中气不足证

邢锡波医案

（补气益肾，行水通闭）

高某，男，58 岁。

病史：患者平素身体健壮，半年来时感下腹部不适，继而小便困难，须用力 10 分钟左右始能通下。近 20 日，小便费力，尿量甚少点滴而下，自觉下腹部胀闷不适。

检查：形体肥胖，精神不振，面现痛楚，指肛检查前列腺大小如胡桃。脉沉缓，舌红无苔。

辨证：气虚阴盛，湿浊内蕴。

治法：补气活血，行水宣闭。

方药：黄芪30g，泽泻12g，薏苡仁12g，赤芍12g，牡丹皮10g，炒白术10g，桃仁10g，茯苓10g，香附10g，红花10g，萹蓄6g，瞿麦6g，甘草梢6g，肉桂3g。

连服3剂，尿量即见增多，排尿困难见轻，由点滴而变为涓涓。小腹不适亦见轻松，脉象较前有力，是阳气见充，水气已行。宜原方重用黄芪，以补气扶阳，畅通水道。

处方：黄芪60g，山药15g，泽泻12g，大腹皮12g，生地黄12g，炒白术10g，茯苓10g，赤芍10g，桃仁10g，三棱10g，牵牛子末6g，肉桂3g。

连服5剂，小便通畅，小腹舒适，精神清健，饮食如常，后以此方配成丸剂连服，以防复发。

(邢锡波. 邢锡波医案集. 北京：人民军医出版社，1991：395-397)

【诠解】 本例患者为本虚标实之证，首诊以补气健脾、利湿通淋活血为主，见小便得利，湿浊之邪已去。辨证以本虚为主，故复诊减少利湿通淋药物，加重补气健脾、温阳化气之药，癃闭属于癥瘕范畴，故活血散结药贯穿始终。

王国三医案

（升阳举陷，补益脾肺）

赵某，男，68岁，农民。

1971年8月27日初诊：尿闭，小腹胀痛难忍。3年前始，精神不佳，食后上腹满闷，小腹时感不适，渐至胀坠，尿后淋沥。近1周来，尿路闭塞，点滴不通，少腹膨隆，胀痛难忍。当地医院导尿2次，每次都导出大量尿液，导尿后，少腹胀痛缓解。此后，尿仍不通，因来诊。泌尿科检查诊断为老年性前列腺肥大，压迫尿路，而致闭塞，建议施膀胱造瘘术。病人不许，乃服中药治疗。望舌体胖大，舌质淡嫩，苔薄白润，诊脉虚大无力。予补中益气汤：黄芪30g，党参15g，白术9g，陈皮3g，升麻2g，柴胡2g，炙甘草3g，当归9g，水煎服。

复诊：上方服3剂，精神转佳，气力渐增，尿路通畅，少腹膨隆、坠胀消失，排尿时，尿液涌出，且尿量多，已无所苦，因怕再犯，故来复诊。舌象同前，脉稍虚大。效不更方，嘱原方续服4剂，停药观察。

半年后病人来院云：服上方7剂后，三载病疾，当即霍然而愈。每日田间劳动繁重，不感疲惫。追踪观察5年，旧病终未再作。

（任凤兰. 中医临床家王国三. 北京：中国中医药出版社，2001：50-51）

【诠解】 补中益气汤是治疗脾胃病的经典方，由金元时期著名医家李杲所创。李杲认为脾胃是元气之本，气机升降之枢，特别是生长与升发是脾胃气机升降的关键。只有谷气上升，脾气升发，元气充沛，才能抵抗病邪侵袭。针对脾胃气虚、清阳下陷脾胃内伤的病机，李杲提出了"补中升阳"的制方原则，补中益气汤充分体现了其学术思想。本例患者虽以"小便闭塞不通"为主症，但观其舌脉，"舌体胖大，舌质淡嫩，苔薄白润，诊脉虚大无力"，加上患者年老体衰，脾胃虚弱，健运失常，土病及水，膀胱气化失职，而成小便癃闭，舍症求脉。辨证为中气下陷，使用"塞因塞用"之法治之。

五、心肾不交证

施今墨医案

（升阳导浊，调和水火）

秦某，男，66岁。

尿意频频而排尿甚难，有时尿闭，经导尿始能排出，病已8年之久。经医院检查为前列腺肥大，需动手术，希望中医治疗。舌苔正常，脉象濡数。

辨证：心肾不交，水火无制，清阳不升，浊阴不降，致成小便淋沥涩痛，而尿意频频。

治法：升阳利尿，调和水火。

方药：炙麻黄3g，桂枝5g，黄柏6g，吴茱萸2g，鱼枕骨25g，滑石25g，知母 6g，海金沙、海浮石各 10g（同布包煎），乌药 6g，炙甘草 3g，茯苓 10g，赤小豆 20g，车前草 10g，蟋蟀 7 枚。

二诊：前方服 2 剂，效果甚好，小便已非点滴淋沥，排尿顺利，但仍频数，要求常服方。

处方：炙升麻 3g，桂枝 5g，知母 6g，黄柏 6g，海金沙 6g，海浮石（布包）6g，鱼枕骨 25g，滑石 25g，茯苓 10g，赤小豆 20g，冬瓜子 12g，冬葵子 12g，车前草 10g，旱莲草 10g，吴茱萸 5g，川楝子 6g，乌药 6g，炙甘草 3g，蝼蛄 1 枚，蟋蟀 7 枚，每星期服 3 剂。

（祝谌予，翟济生，施如瑜，等．施今墨临床经验集．北京：人民卫生出版社，1982：123-124）

【诠解】 前列腺增生症属于中医癃闭及淋浊范畴。施师组织此方颇费筹思，升其阳可利浊阴，如升麻、桂枝之类；既要行水又须化坚，如海浮石、海金沙、鱼枕骨、滑石、茯苓、赤小豆之属。知母、黄柏以抑相火，吴茱萸之辛通温散以解郁止痛。蝼蛄、蟋蟀为治疗癃闭药对，蝼蛄利水通便，清热解毒；蟋蟀利尿消肿。二药参合，利尿消肿力增。

六、阴阳俱损证

蒲辅周医案
（温肾阳，滋肾阴，膏药巩固）

张某，男，86 岁。

1960 年 4 月 25 日会诊：患者腰背酸痛，足冷小便短而频，不畅利，大便难，口干、口苦，饮水不解，舌淡少津无苔，脉象右洪无力，左沉细无力。

辨证：阴阳两虚，水火不足。

治法：温肾阳，滋肾阴。

方药：八味地黄丸加减。熟地黄 9g，茯苓 6g，山药 6g，泽泻 4.5g，熟附子 4.5g，肉桂（去粗皮，盐水微炒）1.5g，牛膝 6g，杜仲（盐水炒）9g，补骨脂 9g。水煎取汁，加蜂蜜一两兑服，连服 3 剂。

复诊：服前方，腰背酸痛，口干、口苦俱减，足冷欠温，大便畅，小便正常，舌无变化，脉略缓和，原方再服 2 剂。

三诊：因卧床日久未活动，腰仍微痛，小便仍频，西医诊断为前列腺肥大，其余无不适感觉，腰部痛虽减，但仍无力。宜继续健强肾气，以丸剂缓服。

处方：熟地黄 90g，山茱萸 30g，茯苓 60g，山药 60g，泽泻 30g，熟附子 30g，肉桂 9g，牛膝 30g，补骨脂 60g，杜仲 60g，菟丝子（炒）60g，巴戟天 60g。共研为细末，和匀，炼蜜为丸（每丸重 9g），每晚服 1 丸，并每早服桑椹膏 1 汤匙，开水冲服，连服 2 料而恢复健康，至今 5 年多未复发。

（高辉远．蒲辅周医案．北京：人民卫生出版社，1973：36）

【诠解】 患者年老体衰，肾气不足，结合临床表现，阴阳两虚症状明显，给予阴阳双补之剂效果显著。考虑患者年长，肾气虚衰严重，需长期服药，故改汤剂为丸剂，方便服用。

七、湿热下注证

罗天益医案

（嗜食肥甘，湿热内生，淡渗利湿为宜）

治中书右丞合刺合孙病，小便数而少，日夜约至二十余行，脐腹胀满，腰膝沉重，不得安卧。至元癸未季春，罗奉旨治之。诊视脉得沉缓，时时带数。常记小便不利者有三，不可一概而论。若津液偏渗于肠胃，大便泄泻而小便涩少，一也，宜分利而已。若热搏下焦精液，则热湿而不行，二也，必渗泄则愈。若脾胃气涩，不能通利水道，下输膀胱而化者，三也，可顺气令施化而出也，分利、渗泄、顺气三法治之，不可不记。今右丞平素膏粱，湿热内蓄，不得施化，膀胱窍涩，是以起数而见少也。非渗泄分利，不能快利，遂处一方，名曰茯苓琥珀汤。

《内经》曰：甘缓而淡渗，热搏津液内蓄，脐腹胀满，当须缓之、泄之。必以甘淡为主，遂以茯苓为君。滑石甘寒，滑以利窍，猪苓、琥珀之淡，以渗泄而利水道，故用三味为臣。脾恶湿，湿气内蓄，则脾气不治，益脾胜湿，必用甘为助，故以甘草、白术为佐。咸入肾，咸味下泄，为阴。泽泻之咸，以泻伏水。肾恶燥，急食辛以润之。津液不行，以辛散之。桂枝味辛，散湿润燥。此为在用，故二物为使。煎用长流甘澜水，使下助其肾气，大作汤剂，令直达于下而急速也。此方尤妙于五苓散，五苓散加滑石、琥珀，君臣佐使，用法不同。两服减半，旬日良愈。

（《名医类案》）

【诠解】 医案中已详尽分析本案诊断思路、治则及方解等，不赘述。从患者发病来看，乃平素喜食肥甘厚腻，脾胃运化失施，湿热内生，下注膀胱，气化失调，故小便不利。治疗以淡渗利湿为主，效果显著。

盛国荣医案

（宜上通下利，肺脾肾论治）

林某，男，70岁。

1991年9月10日初诊：患者于7月底因外感风寒，咳嗽痰多，气喘。经治疗，感冒及上呼吸道症状减轻，但感小腹胀满，小便不通，下肢水肿，大便秘结。经住某医院检查治疗，诊断为前列腺肥大。用导尿法，小便通则水肿消退，如拔去导尿管则小便癃闭，水肿发作，而来求诊。

患者小便涓滴不通已20多天，须赖导尿管以排尿。脘腹胀满尤甚，精神疲乏，食欲不振，口干不喜饮，大便秘结，下肢轻度浮肿，舌质红，舌根部苔黄，脉细数。证属下焦湿热，水热互结，膀胱气化不行。拟清热化湿，育阴利水。方用猪苓汤合八正散化裁。

处方：沙参、茵陈、滑石、茯苓、车前子各15g，苡米30g，猪苓、泽泻、萹蓄、麦冬各9g，甘草4g，水煎服。

9月18日二诊：药后小便量少，仍依赖导尿管，脉舌同上。窃思肺为水之上源，主肃降，通调水道，下输膀胱。因患者素有咳喘病史，此次病起于外感风寒，乃致上焦肺气不宣，而下焦湿热郁滞，上下失调则尿闭不通。乃遵前人"上通下利"之旨，于上方加桔梗、薄荷各6g，以宣开肺窍。

9月25日三诊：上方服6剂后，小便稍利但感排尿乏力，仍需配合导尿，院方建议手术，但患者仍要求中药治疗。二诊时兼以治肺，已略见效，因患者年老体衰，自觉排尿乏力，即于开宣肺气之中兼投以益气生津的生脉散，另用西洋参5g，五味子6g，麦冬10g，水煎服，配合上方服用。

9月28日四诊：配服生脉散后，自感小便有力，已无须导尿，小便通畅，腹胀满大减，纳食亦增，精神较佳，惟感大便干燥。嘱按三诊处方续服6剂，另以草决明研粗末，每次15g，开水冲服。

10月6日五诊：大小便调畅，眠、食均佳，继以生脉散化裁，并略进清补即安。

（盛国荣. 中医临床家盛国荣. 北京：中国中医药出版社，2002：93-94）

【诠解】 "提壶揭盖"是朱丹溪创制之法，是"以升为降"之意，为治疗小便不利的方法之一，指用宣肺或升提的方法通利小便的一种借喻。肺与脾、肾、三焦、膀胱等脏器分司水液代谢，维持水道的通调。肺主气，为水道的上源，在肺气闭阻，肃降失职，影响其他脏器的气化失司的情况下，可出现上呼吸道症状、小便不利、浮肿等症，治疗应先宣发肺气，肺气得宣，小便得利。

屠金城医案

（清热利湿，通调水道）

李某，男，72岁。

患小便不畅2周许，少腹胀闷不适，小便短赤，头晕心烦，面色黄赤，口唇干红，舌质红、苔白厚中黄，脉象沉数有力。病人现每日靠导尿多次维持，痛苦不堪。

辨证：湿热下注膀胱，气机郁滞。

治法：清热利湿，通调水道。

方药：萹蓄12g，石韦15g，二蓟30g，金钱草30g，白茅根15g，淡竹叶9g，生甘草梢6g，木通6g，赤小豆30g，海金沙12g，生地黄12g，车前子（包）20g，4剂。

二诊：药后小便得能，腹胀已除，舌苔渐退，脉象沉滑数。虽然小便通利，三焦气化未复，但湿热之邪未净，上方加野菊花30g，萆薢12g，再进7剂而愈。

（金宇安. 屠金城临床经验集萃. 北京：中国中医药出版社，1994：156）

【诠解】 根据临床表现、舌象、脉象不难辨证此案为湿热下注膀胱。患者虽年老体弱，但未见虚象，急则治其标，以清热利湿通淋之法治之，药到病除。

八、肝郁气滞证

吴鞠通医案

（肝郁而成，开阴络法）

龚，五十八岁。

先是大小便俱闭，自用大黄八钱，大便虽通而小便点滴全无，续用五苓，仍不通。诊其六脉弦紧，病因肝郁而成，开阴络法。

降香末三钱，归须三钱，两头尖三钱，琥珀三分，丹皮三钱，薤白汁三匙，麝香（同研，冲）五厘。一帖而通，二帖而畅。

（《吴鞠通医案》）

【诠解】 二便不通，用大黄通腑泄热，大便通而小便不利，说明非湿热下注膀胱证；续用五苓散仍不通，说明非太阳蓄水证；诊其脉象六脉皆弦紧，舍症求脉，辨证为肝郁气滞，予开阴络法而愈。

谢星焕医案

（肝郁误治失疏泄，健脾疏肝得条达）

许福生，春月腹痛泄泻，小水短涩，余门人以五苓散利水止泄，尿愈闭，腹愈痛，痛泻不耐，呼吸将危，急请余诊。门人问曰：分利而尿愈闭者曷故？答曰：所谓木敛病耳。《内经》有云：生郁于下，病名木敛。盖木者，肝也。敛者，束也。肝喜疏放，春月木气当升，今木气抑郁敛束，再被渗利沉降之药，致令生气愈不得疏，是有秋冬而无春夏，安望其能疏放乎？用六君子汤加防风、升麻、桑叶，数剂，遂其条达而愈。

（《得心集医案》）

【诠解】《医方考》说："泻责之脾，痛责之肝；肝责之实，脾责之虚；脾虚肝实，故令痛泻。"本病为肝郁脾虚之证，门人误用五苓散，病情愈重。脾喜燥而恶湿，用六君子汤健脾祛湿，加用升麻升阳止泻；春月肝旺，喜条达，用防风辛散肝郁，桑叶平肝，全方肝脾同治。

九、湿热瘀阻证

万友生医案

（化湿祛瘀，升清降浊）

李某，男，75 岁。

1993 年 2 月 16 日初诊：患前列腺肥大。10 年前曾做前列腺手术，术后情况良好，近年又小便不利，大便亦非用"开塞露"不下。素患老年慢性支气管炎、肺气肿、冠心病，形寒易感，神疲气短，舌暗红苔白黄，脉稍呈弦滑。投以八正散合补中益气汤加味。

木通 10g，车前子 15g，萹蓄 10g，瞿麦 10g，滑石 15g，甘草 5g，大黄 30g，石韦 15g，王不留行 10g，穿山甲 10g，黄芪 30g，党参 30g，白术 10g，陈皮 15g，升麻 10g，柴胡 10g，当归 10g。

2 月 18 日二诊：其子来告，服上方 2 剂，小便显见通利，遂自加服 2 剂，但大便仍结，乃守上方加重分量为：木通 15g，车前子 30g，滑石 30g，萹蓄 15g，瞿麦 15g，石韦 30g，生大黄 15g，甘草 10g，穿山甲 15g，王不留行 30g，黄芪 30g，党参 30g，白术 15g，陈皮 15g，升麻 10g，柴胡 10g，当归 15g。

2 月 27 日三诊：服上方 5 剂，大便已通畅，小便继续改善。嘱守上方坚持长服，以竟全功。

（万友生. 万友生医案选. 上海：上海中医药大学出版社，1997：302-303）

【诠解】本案患者平素有肺病，气虚为本，湿热瘀于下焦为标，治疗宜标本兼治。"提壶揭盖"与清热通淋同用，逐瘀而不伤正，大便不通，腑气不畅，故用大黄通腑，大便通畅后，小便亦解。

陈树森医案

（补肾益气，活血化瘀，软坚散结）

李某，男，84岁。

1987年11月24日初诊：患者排尿不畅16年，急性尿潴留3次，西医诊断为前列腺肥大，给予药物保守治疗，症情时有进退，建议手术治疗，患者拒绝。1个月前因排尿不出，下腹胀痛难忍急诊入院。入院后给予对症处理，留置导尿，内服药物保守治疗，11月24日请中医会诊。

刻诊：夜尿4~5次，排尿不爽，溺有余沥，大便秘结，2~3天1次，时有咳嗽，动则气短，咳痰不爽。舌质暗苔薄，脉弦滑。右肺可闻湿啰音。

辨证：肾气素虚，血瘀阻滞，气化不利，水道不通。兼有痰热久伏，肺气不宣。

治法：益肾气活血化瘀，软坚散结以利水道，清肺化痰以宣肺气。

方药：淫羊藿10g，补骨脂10g，炮穿山甲10g，肉桂5g，海藻15g，鱼腥草（后下）15g，丹参10g，赤芍10g，茯苓10g，桃仁9g，黄芪15g，麦门冬10g，天门冬10g。

二诊（12月4日）：药后排尿顺畅，大便秘结2~3天1次，舌脉同前。原方去茯苓，加生首乌20g，肉苁蓉15g，制大黄6g。

二诊（12月11日）：咳嗽咯痰已解，大便润畅每日1次，夜尿减为2~3次，排尿顺畅。病情稳定，原方去天门冬、麦门冬，6剂。带方出院。

（陈树森．陈树森医疗经验集粹．北京：人民军医出版社，1989：332）

【诠解】 精癃是以肾气渐衰为发病的根本原因，脾弱中气虚陷加重了排尿困难的症状，长期排尿困难，致气滞血瘀，瘀阻相合，使水道出口狭小，梗阻不通，甚至导致急性尿潴留。察其舌质暗苔薄，脉弦滑。治宜益肾补气化瘀，益肾补中气以固其本，化瘀针对局部瘀阻，改方具有标本兼治，攻补兼施，整体与局部兼顾的特点。

谢昌仁医案

（通腑泻浊，清利州都）

程某，男，70 岁。

主诉：年已古稀，溲解不畅，次频势急，茎中作痛，尿有中断，努挣难出，少腹拘急，5 日未得更衣，肛门坠胀不适。曾服西药乙烯雌酚无改善。

诊查：苔中根黄腻。肛门指检：前列腺肿大如鸡卵，右叶明显，中央沟变浅。尿检：尿蛋白（+），红细胞（+），脓细胞（+++）。两乳增大如馒头，自觉痛苦之至。

辨证：湿热阻滞，瘀血凝结，膀胱不利，腑气不通。

治法：清热逐瘀，利尿通腑。

方药：桃仁承气汤加味。桃仁 6g，大黄（后下）6g，桂枝 5g，甘草 3g，芒硝（后下）6g，土牛膝 12g，蒲公英 12g，车前草 12g，赤芍 10g。

二诊：3 日后复诊，服头煎药 2 小时后，解出大便半痰盂，小便随之而出，尿中黏液甚多，少腹拘急顿减。遂以上方增赤茯苓 12g，再进。

患者连服上方药，坚持半年，症情改善显著，多次复查尿常规蛋白极少，脓细胞少；肛诊前列腺缩小，横径约 3.5～4cm，中央沟清楚，两乳亦大消平如常。

（张钟爱 . 谢昌仁临床医学经验 . 北京：北京出版社，1994：164-167）

【诠解】《伤寒论》言："太阳病不解，热结膀胱，其人如狂，血自下，下者愈"；"外解已，但少腹急结者，乃可攻之，宜桃仁承气汤"。本病虽与太阳蓄血证不同，但病机均为邪热与瘀血结于下焦，故异病同治，加土牛膝、蒲公英、车前草及赤芍，以清热逐瘀，利尿通腑，以收奇效。

秦国政医案

（精癃水闭属瘀结，清利提补创新方）

李某，男，61 岁，退休教师。

初诊日期：2009 年 4 月 20 日。

因 "排尿费力，伴腰骶、少腹部酸胀 3 年" 就诊。患者曾于当地医院诊为

"良性前列腺增生症（BPH）"，经过口服药物治疗（具体不详）症状无明显改善，遂到我科就诊。现症见：排尿费力，尿频，尿急，排尿困难，夜尿2~3次，腰骶部酸胀不适，尿道灼热，小便黄赤短少，纳眠尚可，大便调，舌红苔黄腻，脉滑数。既往史：既往健康，无其他特殊病史。B超示：前列腺增生（4.5cm×4.1cm×3.9cm），膀胱残余尿65ml；Qmax：10.1ml/s；I-PSS：17分；QOL：4分。

诊断：西医诊断—良性前列腺增生症；中医诊断—精癃。证属湿热瘀阻型。治法宜通瘀散结，清热解毒，利水除湿消肿。方用公英利癃汤加减（组成：蒲公英30g，陈葫芦30g，三棱10g，莪术10g，夏枯草10g，鳖甲10g，生龙骨30g，生牡蛎30g，通草10g，藿香10g，五加皮10g，川牛膝15g，炒王不留行20g，醋柴胡10g，白芍30g，威灵仙30g，桂枝10g，石韦15g），7剂，水煎内服，每日1剂，每日3次。

二诊：患者诉服药后无特殊不适，排尿费力症状稍改善，夜尿2~3次，尿道灼热，纳眠可，大便调，舌红苔黄腻，脉滑数。中药续前方加生黄芪30g，炒麦芽30g，7剂，水煎内服。

服药2月后，于6月15日复诊，症见排尿费力明显改善，夜尿0~1次。B超示：前列腺增生（4.0cm×4.2cm×3.8cm），膀胱残余尿21.5ml；Qmax：17.5ml/s；I-PSS：5分；QOL：2分。

（袁少英，覃湛．古今名医临证实录·男科卷．北京：中国医药科技出版社，2013：181-182）

【诠解】 根据临床表现及舌象脉象，本案不难辨证为湿热瘀阻，方中使用三棱、莪术、夏枯草、鳖甲、生龙骨、生牡蛎等大量活血化瘀、软坚散结的药物，以缩小增生的前列腺，药病相符，故能奏效。又考虑患者年老体衰，脾胃虚弱，加生黄芪、炒麦芽以健脾护胃，避免活血及苦寒之药耗气伤脾。

十、痰湿中阻证

谢昌仁医案

（通腑泄热，邪有出路）

裴某，男，75岁。

主诉：七五高龄，溲频难解，滴沥不爽，住某院诊断为"老年性前列腺肥大伴炎症"，以西药治疗数日未效；因有尿毒症趋势，已决定施行手术。然患者本人虑已年老体弱，家属亦希不做手术，恐生意外，遂延余会诊。

诊查：其时除上症外，尚伴胸闷纳呆，小腹作胀，大便秘结，舌苔黄厚，午后低热。

辨证：因湿热结于下焦，膀胱气化不利而生"癃闭"。《巢氏诸病源候论》曰："小便不通，由膀胱与肾俱有湿热故也。"湿热蕴结，中焦受阻，故胸闷纳呆；宿滞内困，腑气不通，见腹胀便秘；舌苔厚腻，为热浊滞内困之象。

治法：通腑泻浊，清利州都。

方药：橘皮6g，姜半夏10g，全瓜蒌12g，枳壳6g，炒苡仁12g，茯苓12g，泽泻12g，土牛膝12g，车前草12g，蒲公英12g，生、熟大黄各5g。

二诊：服上方药后，大便爽解3次，小溲亦随之而通，苔腻始通，胸畅思食。湿浊渐去，然老年肾气早衰，前法再进，兼顾其本。原方去全瓜蒌、生大黄，加生地黄12g，牡丹皮6g。

追访上方药又服5剂，诸恙悉平，不久即出院。2年来体健如常人，小便通畅无阻。

（张钟爱．谢昌仁临床医学经验．北京：北京出版社，1994：164-167）

【诠解】 前列腺增生伴尿路感染多为湿热之邪下注膀胱所致。由于患者腹胀便秘，故使用通腑泄热之法，大便得通则湿热之邪随之而去，小便亦自利，方法简单而疗效显著。

印会河医案

（理气活血，化痰散结）

李某，男，78岁。

1980年初诊：患者有高血压病史，又患小便淋沥不尽多年。1年前，因卒发不能排尿而急入北京某医院，检查诊断为"老年性前列腺肥大"。因高血压不适于做手术，故作留置导尿管处理，并建议求治中医。经多方医治，效果不显。尿管长期留置常诱发尿路感染，故于 1 年之中，几经住院治疗，甚感痛苦。患者形体消瘦，精神萎靡，舌苔黄腻，脉弦重按有力。

辨证：气滞痰凝，尿道阻塞。

治法：理气活血，化痰散结。

方药：疏肝散结方。柴胡、牛膝各 10g，生牡蛎（先煎）30g，丹参 15g，当归 15g，赤芍 15g，海浮石（先煎）15g，海藻 15g，昆布 15g，夏枯草 15g，玄参 15g，川贝末 3g，肾精子 5 粒（以桂圆肉包裹，于第 1 次服时吞服）。

二诊：诉服药 2 剂后，自觉诸症减轻，并有排尿感。服 3 剂后，取出导尿管已能自行排尿。5 剂服毕，尿道通畅无阻。患者自知有效，又照原方进服 5 剂，共服 10 剂，多年之苦告愈。多次随访，未见复发。

（张丰强. 首批国家级名老中医经验秘方精选. 北京：国际文化出版公司，1996：450-451）

【诠解】 中医学称前列腺增生症为"癃闭"，癃闭首见于《内经》。《素问·宣明五气论》说："膀胱不利为癃，不约为遗溺。"这阐明了本病的病位在膀胱、三焦；病机为膀胱气化不利。老年人脏腑气血功能减退，三焦气化不利，肺、脾、肾三脏衰竭，湿热凝结，膀胱气化失常，功能下降，阳不化气，气不行血，则血凝瘀阻。气滞血瘀互相影响，互为因果，瘀结成块，压迫尿道，排尿困难，故湿热瘀阻、气滞血瘀是癃闭症之根本病机。治以理气活血、化痰散结兼清热利湿为主。《本草从新》云："海藻，苦能泄结，咸能软坚，寒能涤热，消瘰疬结核，癥瘕阴溃之坚聚。"昆布多服"令人瘦削"。前列腺增生可算作癥积，用海藻、昆布配生牡蛎、海浮石、夏枯草、玄参、浙贝母、肾精子起到泄结、软坚、瘦削的作用，有利于急性尿潴留的解除。本方以理气活血、软坚散结为主，易耗伤正气，故中病即止，仅用 10 剂。

勃起功能障碍（阳痿）

一、惊恐伤肾证

张景岳医案

（法以温补，药贵专精）

余尝治一强壮少年，遭酷吏之恐，病似胀非胀，似热非热，绝食而困。众谓痰火，宜清中焦。余诊之曰："此恐惧内伤，少阳气索而病及心肾，大亏证也。"遂峻加温补，兼治心脾，一月而起。愈后形气虽健如初，而阳寂不举。余告之曰："根蒂若斯，肾伤已甚，非少壮所宜之兆。速宜培养心肾，庶免他虞。"彼反以恐吓为疑，全不知信。未及半载，竟复病而殁。可见恐惧之害，其不小者如此。

（《景岳全书·卷三十二·阳痿》）

【诠解】 张景岳注意到心理因素为阳痿的病因之一，其运用方药的同时亦注重心理疏导。其云"必大释怀抱，以舒神气，庶能奏效，否则徒资药力无益也"，实乃真知灼见。

陆瘦燕医案

（补肾疏肝，针灸治痿）

缪某，男，30岁，军人。

初诊：1964年10月11日。阳事不举，性欲减退已3年，四肢怯冷，容易感冒。病系受惊恐而起，《经》曰"恐伤肾"，肾气受伤，元阳亏虚，以致阳痿，切脉小弦，舌苔薄滑。治拟益肾培元，温胆补火。

处方：①然谷、三阴交（双）、太溪（双）、胆俞（双）、命门（双）。

②气海、关元、大赫（双）。

以上二组轮流间日使用，①方用针刺，施提插补泻，然后施烧山火法；②方用银针施补法后，针尾烧艾 7 壮。共治 12 次，停诊后 2 月，陪家属来院治病，告称已基本痊愈。

（陆瘦燕．中国百年百名中医临床家·陆瘦燕．北京：中国中医药出版社，2001：224）

【诠解】 本例病者，惊恐伤肾，元阳亏虚，胆怯精却，而致玉茎不举，旁道废绝，陆师在①方中取然谷施烧山火，以益肾阳，取命门以补真火，兼三阴交、太溪，俱是补肾益精之穴，加胆俞补之，以温胆祛惊。②方中用温针刺气海、关元系固本培元之法，大赫为足少阴、冲脉之会，补此统补冲、任、督三脉，故针治 12 次而收效。

戚广崇医案

（善用经方，辨证论治）

俞某，男，50 岁，干部。

初诊日期：1982 年 7 月 20 日。

患者于 1957 年行输精管结扎手术，术后因精神抑郁，思想紧张，遂致阳痿不举，嗣后胡须亦完全脱落，为此于 1971 年行输精管接通手术，虽胡须长出，但阳痿未见好转，至今已有 20 余年，经数家医院中西药及针灸多方治疗罔效。由我院泌尿科转来。

症见：阳痿不举，头晕目眩，神情忧郁。愁容满面，头发花白，体倦乏力，记忆力减退，舌苔薄白，舌边有齿痕，脉细沉。

辨证：恐惧伤肾，阳气不疏。

治法：镇静安神，调和阴阳。

方药：桂枝龙牡汤。桂枝 5g，白芍 10g，生姜 5g，甘草 3g，大枣 20g，生龙骨 30g，生牡蛎 30g。

服上方 10 剂后，阳痿症状即好转，并能进行同房，但举阳时间尚短，约 2～3 分钟，患者精神颇爽朗，情绪振奋，舌苔薄白，脉细。上方桂枝改为 10g，复诊数次，至今未复发。

［戚广崇. 桂枝龙牡汤对男子性功能障碍的运用. 中医药学报，1985（2）：21-22］

【诠解】 桂枝龙牡汤出于《金匮要略·血痹虚劳病脉证并治》。原文为："夫失精家少腹弦急，阴头寒，目眩，发落，脉极虚芤迟，为清谷亡血，失精。脉得诸芤动微紧，男子失精，女子梦交，桂枝加龙骨牡蛎汤主之。"桂枝汤原在调和营卫，易其分两，则变而为益阳和阴之用，加之龙、牡镇心安神。本例患者因郁致痿，阳气不疏，此属心阳之虚，故用此方效果明显。

二、肝郁气滞证

叶天士医案

（焦劳思虑郁伤，肝胆论治得调畅）

徐，三十。

脉小数涩，上热火升，喜食辛酸爽口。上年因精滑阳痿，用二至、百补通填未效。此乃焦劳思虑郁伤，当从少阳，以条畅气血。

柴胡、薄荷、丹皮、郁金、山栀、神曲、广皮、茯苓、生姜。

（《临证指南医案·阳痿》）

【诠解】《素问·痿论》云："思想无穷，所愿不得，意淫于外，入房太甚，宗筋弛纵，发为筋痿，乃为白淫。故《下经》曰：筋痿者，生于肝使内也。"此例患者非阴茎废痿不用，实乃所愿不遂、肝气不疏所致，故用药当疏肝理气，气至则痿自起。

陈德宁医案

（肝郁肾虚有主次，乙癸同源得益彰）

王某，男，29 岁，已婚。2010 年 6 月初诊。

主诉：房事时阴茎勃起困难1年。

患者既往体健，近1年来岗位上竞争激烈，工作任务繁重，常常感到内心烦闷，性欲亦明显减淡，不能勃起同房，或呈半勃起疲软状态，难以完成性事。曾检查内分泌、血糖、血压等指标均未见异常。诊见：情绪烦躁，失眠多梦，心悸不宁，口干，舌红、苔薄黄，脉弦数。中医诊为阳痿，证属心志不宣，气郁化火，热扰心神。治以畅达心志、宁心安神为主，方以启阳娱心丹为基本方加减。

处方：酸枣仁、茯神、郁金各20g，远志、柴胡、橘红、知母各10g，白芍、川芎各15g，神曲、石菖蒲、甘草各5g。10剂，每天1剂，水煎服。并嘱患者调摄情志。

6月12日二诊：诉夜间睡眠改善，晨起时有阴茎自发勃起现象，口干减轻。仍以上方去知母、神曲，加淫羊藿、巴戟天各20g，以温肾助阳。10剂，如法煎服。

6月22日三诊：自诉心情舒畅许多，睡眠质量良好，性欲也增强，勃起硬度可，惟房事后感疲惫，精力恢复较慢。继以上方去石菖蒲，加人参、白术各15g，以补益气血。调理续治2周后，疗效满意，予停药，随访半年，勃起功能及身体各方而均良好。

（袁少英，覃湛. 古今名医临证实录·男科卷. 北京：中国医药科技出版社，2013：215-216）

【诠解】现代人生活节奏快，工作紧张，精神压力过大，社会竞争激烈，往往损害肝脏的疏泄功能，导致肝气郁结，致筋痿不举。因此，对症治疗应是疏肝理气，肝肾同调。陈德宁治疗本例患者，初期以疏肝理气为主，待肝气得疏，加以温肾助阳之品，分清先后主次，故能取得满意的疗效。

三、肝郁血瘀证

胡希恕医案
（气郁血瘀筋失养，四逆散疏气行血）

薛某，男性，38岁。

1965 年 10 月 1 日初诊：患阳痿不举已 2 年，服滋补之品甚多，不见效应。常胸闷太息，少腹拘挛痛，小便急迫，下肢酸软，精神不佳，小劳则两眼发酸，视物昏花，苔白微黄，脉弦细。证属气郁血瘀，宗筋失养，治以疏气行血。予四逆散加味：

柴胡 12g，白芍 12g，枳实 12g，生牡蛎 15g，生龙骨 10g，桂枝 10g，炙甘草 6g，生姜 6g，大枣 4 枚，川芎 6g。

结果：上药连进 9 剂，诸症均减，阳事已举，但尚不坚。上方加川附子 6g，苍术 10g，又服 6 剂而痊愈。

（冯世纶. 经方传真：胡希恕经方理论与实践. 北京：中国中医药出版社，1994：217）

【诠解】 本例所述明明是少阳病证，而冠之以少阴病者，可有以下二义：其一，原本为少阴病，今传入半表半里而转属少阳也；其二，由于热壅气郁，血行受阻，因致脉微细、四逆，形似少阴病的症状，因以少阴病冠之，教人加意鉴别也。

时振声医案

（外伤血瘀肝郁见，化瘀解郁络脉通）

陈某，男，42 岁。

1989 年 7 月 5 日初诊：自述患阳痿 5 个多月，今年 1 月 7 日因车祸在某地区医院外科行肝修补术，术中曾输血及血浆约 2000ml。后化验肝功能及乙肝病原学均异常，又转到省城某传染病医院住院治疗 2 个月。出院时肝功能正常，乙肝表面抗原阳性。刻诊：表情抑郁，精神不振，夜寐差，纳谷不香，胸闷善太息，大便 4～5 日一行，量少质稍干，舌淡红有紫斑，苔薄白，脉沉涩。

辨证：外伤血瘀，宗筋失养，肝失调达。

治法：疏肝解郁，化瘀通络。

方药：四逆散加味。柴胡 30g，赤芍、白芍各 12g，地龙 20g，郁金、合欢皮、乳香、没药、香附、当归、川芎、麦芽各 9g，露蜂房 6g，全蝎 3g，枳壳

15g。日1剂，水煎服。并用红花5g，炮姜3g，研末，唾液调，每晚外敷脐部1次。

二诊：服10剂后，诸症大减，阴茎在夜间已能自行勃起，后仍用上方加淫羊藿15g。又服15剂，病告痊愈。

[曹永年，席连吉. 时振声医案3则. 新中医，1996（8）：3-4]

【诠解】 本例患者意志消沉，致肝气郁结，瘀血内阻，肝失疏泄与条达，而肝主筋，筋脉失养，发为阳痿。故方以四逆散加香附疏肝理气解郁，乳香、没药、红花、地龙化瘀通络，加之对其心理疏导，从而获得满意的疗效。

四、湿热下注证

盛国荣医案

（误当虚治火更旺，清热泻火方解痿）

温某，男，28岁。

1980年6月10日初诊：结婚四载，尚未生育。自诉性欲消失，梦遗频作，阳物不举，房事无能，夜寐欠佳；食欲尚好，口苦干渴，大便干结，小便短赤。视其面潮红，舌质红苔黄而干，脉细弦尺沉。

细析温某之病情，阳痿而梦遗频作，似为心肾之虚也。然本症面色潮红，口干而苦，大便干结，小便短赤。又与肾虚命火衰微之面色㿠白、头晕目眩迥然不同，故非心肾之虚，乃因肝郁化火，湿热下注，扰动精室，则梦遗频作，湿热上蒸。症见口苦而干，下注小肠，移热于膀胱，则小便短赤，大便干结，参之舌质红苔黄而干，脉弦，均为一派肝郁湿热之象。病逾于年，均以虚为治，未见效验，绵延而致阳事不举，病为阳痿。

辨证：病属阳痿，乃湿热下注，肝郁化火。

治法：疏肝解郁，清热泻火。

方药：姑拟《局方》龙胆泻肝汤加减。柴胡6g，龙胆草6g，黄芩6g，栀子6g，泽泻6g，生地黄15g，车前子15g，木通5g，甘草3g。

二诊：服药6剂后，夜寐渐安，二便通调，脉舌同前。药已中鹄，仍以上方去木通，加牡丹皮、薏苡仁、茯苓。

三诊：又服药 10 剂，肝气条达，湿热渐化，但阳物举而不坚，腰膝酸软无力，脉转沉细。当以健脾补肾，培育根本。

党参 15g，黄芪 15g，生地黄 15g，白芍 15g，肉苁蓉 15g，首乌 15g，枸杞子 15g，当归 6g，川芎 6g，牡丹皮 6g，淫羊藿 6g，巴戟天 6g。

此方连服半个月，房事渐趋正常，惟感阳物举而不能久坚，时有早泄之弊。再于健脾补肾方中略增壮阳之药，诸如锁阳、山茱萸、韭子、金樱子等随症加入。又调理 1 月，夫妇房事和合，逾年生育一儿，欣喜自不待言。

（盛云龙，柯联才．盛国荣医案选．福州：福建医科大学中医系印，1978：59-60）

【诠解】 本例治疗精妙之处在于先清热利湿，使肾阳之气运行通畅，再温补肾阳，补养气血，病乃愈。

赵绍琴医案

（肝经湿热常致痿，龙胆泻肝显奇效）

孙某，男，24 岁。

初诊：新婚 3 个月，婚后即阳事不举，半年来嗜睡严重，工作中即可入睡，夫妻关系恶化。2 个月来苦闷异常，曾购服补药，耗资百余元，未见好转，每晚饮酒解愁。其体质较胖，面色光亮且红。脉濡软且滑，按之濡数，沉取弦数且急。舌苔垢腻根厚，舌质红。

辨证：根据病者脉、舌、症，证属肝经湿热蕴结。

治法：清化肝经湿热。

方药：龙胆泻肝汤加减。柴胡 6g，苏梗 10g，藿梗 10g，独活 5g，草豆蔻 5g，车前子 10g，栀子 6g，黄芩 10g，龙胆草 10g，醋大黄（后下）10g，2 剂。

二诊：5 天后，患者来道谢，谓阳痿已愈，嗜睡已轻，已上班 2 天。今请再赐一方以资巩固。诊脉左手弦滑按之濡数，其势渐缓，右手关尺虽仍濡滑，但数急之象大减。苔已渐化而舌质红较淡。此湿热积滞蕴郁渐化，三焦气机渐通，药后大便畅通 3 次，腑热明显大减。故再予清化湿热，活血通络以缓筋急。

柴胡 6g，黄芩 10g，泽兰叶 10g，片姜黄 6g，蝉衣 6g，钩藤 10g，川楝子 10g，防风 6g，杏仁 10g，大黄粉 2g，龙胆草 4g（后二味研细分冲），3 剂。并嘱患者禁糖，戒酒，忌蒜、葱、韭、辣椒等辛热之品。劝其每日加强体力锻炼，以巩固疗效。

（董建华. 中国现代名中医医案精华. 北京：北京出版社，1990：1747–1748）

【诠解】 本例患者虽患阳痿，然本质是肝经湿热下迫，肝郁化火。究其原因，为嗜食肥甘厚味且酗酒，皆属湿热蕴郁，三焦气机不畅，所谓"湿热不攘，大筋软短，小筋弛长，软短为拘，弛长为痿"，故当清热利湿，并嘱患者养成良好的生活饮食习惯。

王琦医案
（肝胆湿热阳事不兴，清其湿热活用虫类药）

患者，男，33 岁。

形体壮实，面色红润，26 岁结婚，已育一男。近年来性功能日衰，举阳无力，精液量少，过早排精，数月来病情加重，阳事不兴，胁肋胀满，烦闷易怒，口苦咽干，小便时黄，大便偏干，阴囊潮湿，腰腿酸楚。舌质红，苔黄腻，脉弦滑有力。

辨证：湿热蕴结肝经，流注下焦，宗筋弛缓。

治法：泻肝利胆，清化湿热，佐以通络。

方药：龙胆泻肝汤加减。柴胡 10g，栀子 10g，黄芩 6g，龙胆草 6g，生地黄 12g，当归 12g，泽泻 10g，木通 6g，车前子 6g，萆薢 15g，薏苡仁 15g，蜈蚣 2 条，九香虫 3g，砂仁 3g。

二诊：药进 8 剂，诸症大减，心情舒畅，阳事易兴，二便通调，舌偏红，苔薄黄，脉弦缓。原方改胆草 5g，山栀、黄芩、木通各 8g，4 剂，以免苦寒燥湿而伤阴。

[王琦，洪德华. 论阳痿从肝治. 天津中医，1985（5）：15–16]

【诠解】 龙胆泻肝汤为清肝经湿热偏盛专方，方中加祛湿除痹的蜈蚣、九香虫通络振痿，使湿热得去，经脉得疏，气血得调，则病症可除矣。

五、肺热叶焦证

郑孙谋医案

（审因察理，辨证论治，不囿补肾）

李某，男，37岁。

1977年元月来信函诊：既往有手淫史，结婚4年，无性生活要求，阴茎不举或举而不坚。夏天怕热多汗，出汗后衣衫腹围部位有黄色汗渍。经常矢气，响而不臭。食欲及二便正常。时有遗精，无早泄史，畏冷，脉搏60~70次/分钟。舌质淡红，舌边有齿印。1976年曾服五子衍宗丸及赞育丹加减等壮肾阳、补气血之方药20剂左右，觉腰部有力，但阴茎仍不易勃起。后又服填肾精、壮肾阳为主的方药，虽有短暂几天阴茎能举，以后又成痿态，甚为苦恼。

辨证：肺热叶焦。

治法：《内经》有"病在下者，治诸上"的治疗原则，故拟补益气阴、滋肾固精之法治之。

方药：生脉散加减。玉竹15g，麦门冬9g，五味子5g，牡丹皮9g，栀子9g，沙苑子（布包）9g，莲须9g，白芍9g，白术9g，生牡蛎（先煎）24g，生、熟地黄18g（各半）。并嘱患者要怡情养性。因函件往返，4月22日始服首剂药。

服药1剂后，阴茎即能勃起而同房，但排精量少。服药15剂后，7天同房4次，均能正常排精，出汗亦减少。诚患者要节欲蓄锐，并续服六味地黄丸，以巩固疗效。

（董建华．中国现代名中医医案精华．北京：北京出版社，1990：551-552）

【诠解】 肺属金，肾属水，肺金与肾水为母子关系，生理、病理均相互影响。本例患者肺肾阴虚，致肺热叶焦，当肺肾同治。

六、心肾两虚证

陈士铎医案

（兴阳不独补命门，振痿仍需调脏腑）

人有交感之时，忽然阴痿不举，百计引之，终不能鼓勇而战，人以为命门火衰，谁知是心气之不足乎。凡入房久战不衰，乃相火充其力也。阴痿不举，自是命门火衰，何谓是心气不足？不知君火一动，相火翕然随之，君火旺而相火又复不衰，故能久战不泄。否则君火先衰，不能自主，相火即怂恿于其旁，而心中无刚强之意，包络亦何能自振乎。故治阴痿之病，必须上补心而下补肾，心肾两旺，后补命门之相火，始能起痿。方用起阴汤：

人参五钱，白术一两，巴戟天一两，黄芪五钱，北五味子一钱，熟地一两，肉桂一钱，远志一钱，柏子仁一钱，山茱萸三钱，水煎服。

连服四剂而阳举矣，再服四剂而阳旺矣，再服四剂，必能久战不败。苟能长服至三月，如另换一人，不啻重坚一番骨，再造一人身也。

此症用济阳丸亦妙。

人参六两，黄芪半斤，鹿茸（酒浸切片，又切作小块，粉炒）一个，龟膏半斤，人胞（火焙）一个，麦冬四两，北五味一两，炒枣仁三两，远志二两，巴戟天半斤，肉桂三两，白术八两，菟丝子一斤，半夏一两，砂仁五钱，黄连八钱，神曲一两。

各为末，蜜为丸，每日白滚水送下五钱，服一月阳举矣，且能善战。

（《辨证录》）

【诠解】 陈士铎云："此方大补心肾之气，不十分去温命门之火，而火气自旺。世人不识补心以生火，则心气既衰，火旺则焚心矣。不识补肾以生火，则肾水既亏，而火旺则损肾矣。心焚而肾损，虽火旺何益乎？及足以烧干阴血，势必阳旺阴消，而不可救耳。"对于心肾两虚的患者，采用心肾双补、微温命门之法，可取得较好的疗效。

叶天士医案

（治痿辨脏腑虚实，用药归五行奇经）

仲，二八。

三旬以内，而阳事不举。此先天禀弱，心气不主下交于肾，非如老年阳衰，例进温热之比。填充髓海，交合心肾宜之。

熟地、雄羊肾、杞子、补骨脂、黄节、远志、茯苓、胡桃、青盐、鹿筋胶丸。

（《临证指南医案》）

【诠解】 叶天士认为年轻人患阳痿其主因并非肾阳虚衰，而由心气不足、肾水不升、水火不济所致。故临床用药既要补肾阳，也要兼顾补心气、降心火，如此方能奏效。

叶天士医案

（心肾不交，重在交通）

王，五七。

述未育子，向衰茎缩。凡男子下焦先亏，客馆办事，曲运神思，心阳久吸肾阴。用斑龙聚精茸珠合方。

（《临证指南医案》）

【诠解】 本例患者是因求子未遂，劳心过度致心阳亢盛，心包虚寒，损及肾阴。此方为斑龙丸、聚精丸及茸珠丸加减而得，其组方较大，宗旨为补肾水，降心火，温虚寒。

王九峰医案

（补肾治痿灵活多变，燥湿泄热不忘养阴）

未冠先伤，干破为离，左尺散右尺细，根蒂大伤。现火令司权，水不配火，涸澈燎原，理宜补坎填离。火气发泄之时，天时暑热为动，地之湿浊必胜，下亏体质最易触犯，不能不前后兼顾。

大熟地、线鱼鳔、怀山药、干石斛、太子参、沙苑子、南山楂、白茯苓。

（《王九峰医案》）

【诠解】 王九峰认为：心有所思，意有所归。意淫于外，精摇于内，神志不藏，根蒂大亏，必得息虑。保守太和，水源生则龙相宁，水升火降，自有怀欣之举。

王旭高医案

（壮胆生气，养神兴痿）

某　若精神不足之体，或临事而兴已阑，或对垒而戈忽倒。虽有蓝田，实难种玉。

西党参、冬术、茯神、炙甘草、桔梗、酸枣仁、黄芪、远志、苦参、牡蛎、怀山药、猪胆汁为丸，每日开水送下三钱。

（《王旭高医案》）

【诠解】 本例患者心虚胆怯，肾气不足，故临事而兴已阑，对垒而戈忽倒，治当壮胆生气，养神兴痿。

七、脾肾两虚证

陈士铎医案

（命门脾胃两虚，治以火土既济）

人有精薄、精冷，虽亦能交接，然半途而废，或临门即泄，人以为命门之火衰，谁知是脾胃之阳气不旺乎。夫脾胃属土，土生于火，脾胃之阳气不旺，仍是命门之火衰。盖命门之火乃先天之火，脾胃之土乃后天之土也。后天之土，本生于先天之火，先天之火不旺，则后天之土不能生。然脾胃之土虽属后天，而其中未常无先天之气，命门之火寒，则脾胃先天之气，何能生哉？命门既不能生脾胃先天之气，而脾胃后天之气益加衰微，欲其气旺而能固，精厚而不薄，乌可得乎。治法必须补先天命门之火，更补后天脾胃之土，则土气既旺，火又不衰，庶几气温精厚乎？方用火土既济丹：

人参一两，白术一两，山茱萸一两，菟丝子一两，山药五钱，巴戟天一两，肉桂一钱，水煎服。连服十剂而精厚矣，再服十剂而精温矣，再服三月永不再弱。

此症用旺土丹亦甚佳。

人参六两，白术、黄芪各一斤，巴戟一斤，茯苓五两，山萸肉半斤，菟丝子八两，肉豆蔻二两，北五味一两，肉桂三两，破故纸四两，杜仲八两，山药八两，芡实八两，神曲三两。

各为末，蜜为丸，每日白滚水送下五钱，服一月，阳事改观，而精亦不薄冷矣。

（《辨证录》）

【诠解】 陈士铎云："是方健脾胃之土，仍是补命门之火，湿气去而精纯，寒气去而精暖，寒湿既除，除气消亡而阳气健旺，何至成怯弱之病哉。"对于脾肾阳虚引起的阳痿，陈士铎重视补后天脾胃之土，祛脾胃之寒湿，寒湿除则阳气自升。

盛国荣医案

（心脾肾虚致阳事不振，补中益气汤加二仙丸）

吴某，男，58 岁，干部。

1992 年 10 月 20 日就诊：患者面色萎黄，精神不振，多思焦虑，四肢无力，怔忡健忘，心悸盗汗，食少不眠，阳事不举，舌淡苔腻，脉细弱无力。方用归脾汤加减。

处方：高丽参（用药汤炖）6g，白术 10g，黄芪 15g，当归 6g，茯苓 15g，远志 5g，炒枣仁 15g，淫羊藿 10g，仙茅 10g，桂圆肉 15g，大枣 5 枚，生姜 3 片。

连服 14 剂，诸症均见改善，继服十全大补丸，早、晚各服 10g，开水送下，服 1 个月，而收全功。

（盛国荣．盛国荣医学论文集·第二集．厦门：厦门大学出版社，1993：224 –226）

【诠解】 虑忧郁，损伤心脾，则病及阳明冲脉，而胃为水气血之诲，以致气血两虚，而成阳痿。归脾汤来自宋代《济生方》，具有健脾、益气、养血之功效，故临床上若辨证得当，对症施药，则能取得较好的疗效。

罗元恺医案

（滋肾壮阳，益气健脾）

彭某，男，28 岁，工人。

1977 年 2 月 4 日初诊：患者结婚 1 年多，阳痿不举，有遗精，未能房事。曾注射丙酸睾丸酮及鹿茸精 40 支，疗效不显。自觉神疲，腰酸膝软，夜尿多，胃纳一般，形体瘦弱，面色苍白，舌淡红，苔少，脉弦略细。

诊断：阳痿。

辨证：肾脾亏损。

治则：滋肾壮阳，益气健脾。

处方：熟地 25g，黄精 30g，菟丝子 30g，枸杞 15g，淫羊藿 12g，仙茅 9g，金樱子 30g，党参 20g。

2 月 11 日二诊：服上方 7 剂后，阳痿已好转，可以房事，但持续时间甚短，且无射精。舌润，苔少，脉弦稍缓。遵前法，守前方加炙甘草 6g 以补中和药。

3 月 11 日三诊：服上方近 1 个月，阳痿已除，并能射精，但精液较稀少。咽部微痛（咽部有轻度充血），舌尖稍红，脉弦大而弱。肾阳已复，而肾阴仍亏。治宜滋养肾阴，益其化源。

处方：黄精 30g，菟丝子 20g，干地黄 20g，金樱子 25g，炙甘草 6g，杞子 10g，白芍 12g，五味子 6g。

6 月 17 日四诊：间中服食上方加减，近 3 个月来无阳痿及遗精现象，能正常射精，精神好，腰痛减，纳眠尚可，已无任何不适。舌淡红，苔白转微黄，脉弦细略数。续用补肾益气之剂，以善其后。

处方：熟地 20g，菟丝子 25g，淫羊藿 12g，杞子 12g，金樱子 25g，党参 20g，仙茅 10g，黄精 20g。

此后，按上方随证加减，间中调治。不久，其妻受孕。

（罗元恺．罗元恺医著选．广州：广东科学技术出版社，1980：230-231）

【诠解】　善补阳者，必于阴中求阳，则阳得阴助而生化无穷；善补阴者，必于阳中求阴，则阴得阳升而泉源不竭。本例患者虽整体表现为肾阳亏损，然补阳同时需注意护阴，阴阳调和，方能源泉不竭。

陈志强医案

（健脾补肾，兼去内热）

唐某，男，53 岁。

阳痿数年，腰膝酸软，大便溏薄，体倦乏力，曾多方求治，屡服补肾壮阳之品无效。舌质淡暗，苔黄滑腻，脉滑数，沉取无力。

辨证：脾肾两虚，痰热内扰。

治法：健脾益肾，清热化痰。

方药：温胆汤加味。陈皮 5g，竹茹 5g，麦冬 15g，槐花 15g，浙贝 15g，神曲 15g，法半夏 10g，黄芩 10g，桑寄生 15g，甘草 5g，瓜蒌皮 15g，柴胡 15g，枳壳 15g，杜仲 15g，茯苓 15g。

二诊：服药 14 剂后，阳事渐兴，腻苔渐褪，索方续服 7 剂，得以巩固。

（袁少英，覃湛．古今名医临证实录·男科卷．北京：中国医药科技出版社，2013：219）

【诠解】　本例患者虽表现为脾肾两虚，然患者病久，误治以壮阳之品，已然脾虚而生内热，湿热内扰，阳气被遏，故若要兴阳则必先祛湿热。本方重祛湿热，而轻补肾阳，从另一方面来解决脾肾两虚引起的阳痿，对于临床有一定的意义。

八、肝郁肾虚证

陈士铎医案

（肝郁不振，宣志起痿）

人有年少之时因事体未遂，抑郁忧闷，遂至阳痿不振，举而不刚，人以为命门火衰，谁知是心火之闭塞乎。夫肾为作强之官，技巧出焉，藏精与志者也。志意不遂，则阳气不舒。阳气者，即肾中之真火也，肾中真火，原奉令于心，心火动而肾火应之，心火抑郁而不开，则肾火虽旺而不能应，有似于弱而实非弱也。治法不可助命门之火，如助命门之火，则火旺于下，而郁勃之气不能宣，必有阳旺阴消之祸，变生痈疽而不可救，宜宣通其心中之抑郁，使志意疏泄，阳气开而阴痿立起也。方用宣志汤：

茯苓五钱，菖蒲一钱，甘草一钱，白术三钱，生枣仁五钱，远志一钱，柴胡一钱，当归三钱，人参一钱，山药五钱，巴戟天三钱，水煎服。二剂而心志舒矣，再服二剂而阳事举矣，不必多剂也。

此症用启阳娱心丹甚佳。

人参二两，远志四两，茯神五两，菖蒲一两，甘草、橘红、砂仁、柴胡各一两，菟丝子、白术各八两，生枣仁、当归各四两，白芍、山药各六两，神曲三两。各为末，蜜为丸，每日白滚水送下五钱，服一月，阳不闭塞矣。

（《辨证录》）

【诠解】 陈士铎云："盖此病原因火闭而闷其气，非因火寒而绝其烬也，故一升火而阳痿立起矣。"对于心火闭塞引起的阳痿，他强调不可助命门之火，宜宣通其心中之抑郁，宣志汤乃逍遥散去白芍、生姜、薄荷，加石菖蒲、远志、生酸枣仁、人参、山药、巴戟天而成。此方既疏肝之抑郁，又宣通心之抑郁，母子同救。人参、山药健脾以防木来克土，巴戟天心肾双补，火升则阳痿立起矣。

王琦医案

（因郁致痿，从肝论治）

于某，34 岁，工程师。

初诊日期：1991 年 3 月 19 日。

患者于 5 年前结婚，因精神过度紧张，加之连日劳累，初次性生活未能成功，造成精神负担。后虽能勉强为之，因性交勃起时间短，亦甚不尽意。终因之于婚后 3 年离异，鳏居 1 年，郁郁寡欢。后再婚，始勉能媾合，然常忆及初婚之不悦，心情沉重，举而难久。半年前与妻做爱后，因未如妻意，遂被恶语相加，终致完全不举。经北京医科大学第一医院进行"阳痿系列检查"，诊断为精神性阳痿。来诊时完全不能勃起半年，性欲正常，偶有清晨自发勃起。精神抑郁，胸胁胀满刺痛，舌质暗红，脉象沉弦。

西医诊断：精神性阳痿。

中医辨证：肝气郁结，瘀血阻络。

治法：疏肝理气解郁，活血化瘀通络。

方药：四逆散加减。柴胡 12g，枳实 10g，白芍 15g，白蒺藜 30g，丹参 30g，当归 10g，川牛膝 10g，大蜈蚣（研末冲服）1 条，郁金 10g，香附 10g，九香虫 10g，水蛭（研末冲服）3g，地龙（研末冲服）2g，赤芍 10g，路路通 6g。水煎服，每日 1 剂。

3 月 26 日二诊：服上方 7 剂后，已能媾合，性交前勃起角约 90°，性交持续时间约 1 分钟。精神舒畅，胸胁胀满刺痛消失，舌脉同前，守上方再进 7 剂。

4 月 2 日三诊：服药后勃起硬度好，性交前勃起角度大于 90°，性交持续时间约 3 分钟。临床症状消失，舌淡红，苔薄白，脉象正常。病告痊愈。

（王琦. 王琦男科学·第二版. 郑州：河南科学技术出版社，2007：297-306）

【诠解】 王琦治疗本病跳出了从肾治阳痿的思路，提出了从肝论治阳痿。本例患者因郁致痿，因痿更郁，恶性循环。运用疏肝理气为主的四逆散加活血化瘀之药，能使患者不知不觉中心情愉悦，肝气得疏，病告痊愈。

李曰庆医案

（疏肝补肾，标本兼顾）

许某，42 岁。2012 年 2 月 16 日初诊。

主诉：性功能逐渐减退 2 年，加重 1 个月。患者 2 年前工作压力大，逐渐出现阴茎勃起不坚，晨勃减少，房事时勃起硬度不满意，时不能插入，性欲下降，夫妇感情受到影响。近 1 个月，奔波劳累，失眠，几乎没有性欲，不能完成性生活。情绪抑郁，时而容易动怒，两胁时胀痛，眠差多梦，腰酸乏力，下肢发沉，易出汗。吸烟 20 年，每日约 10 支。否认高血压病，否认糖尿病、高脂血症。刻下症见：精神萎靡，面色困倦，舌淡苔薄黄，脉弦细，尺脉沉细无力。外生殖器发育正常，睾丸、附睾、输精管、精索未见明显异常，阴毛呈男性分布，血尿常规及肝功能检查均未见明显异常。

诊断：阳痿。

辨证：肾虚肝郁。

治法：补肾助阳，疏肝振痿。

处方：淫羊藿 15g，仙茅 10g，巴戟天 15g，山萸肉 12g，鹿角胶（烊化）10g，柴胡 10g，当归 12g，白芍 15g，远志 6g，蛤蚧 9g，丹皮 10g。

并嘱戒烟，早睡早起，强调夫妻双方要多相互关心和鼓励，保持心情舒畅。服药 14 天。

二诊：晨勃、性欲增加，房事时硬度改善明显，成功性生活 2 次，睡眠改善。上方去远志，加陈皮 10g，继服 14 天。

三诊：性功能进一步改善，晨勃、自发勃起增加，成功性生活 5 次，妻子满意。嘱原方继服 20 天，保持健康生活方式。随访 6 个月，夫妻性生活自然满意。

[王彬，宣志华．李曰庆从肝肾论治阳痿经验．中国性科学，2013，22（11）：49-51]

【诠解】 患者就诊时，精神萎靡、面色困倦、腰酸乏力、下肢发沉、尺脉沉细无力，为肾阳虚之象，故用二仙汤加减。方中仙茅、淫羊藿、巴戟天配合血肉有情之品鹿角胶，以起温肾阳、补肾精之效。但是分析患者起病之因，工作压力大加之夫妻感情欠佳，情绪抑郁、两胁胀痛，肝郁之象明显，所以补肾同时以柴胡、当归、白芍疏肝解郁，又因患者易怒、失眠，加用丹皮、远志以清热安神。同时强调夫妻双方互相鼓励，减少肝郁诱因。

九、肾阳虚损证

陈士铎医案

（命门之火不足，扶命生火而效）

人有天分最薄，无风而寒，未秋而冷，遇严冬冰雪，虽披重裘，其身不温，一遇交感，数合之后，即望门而流，此命门之火太微也。夫命门虽是先天之火气，而后天功用实可重培。第命门藏于肾中，乃无形之火也。有形之火，宜以火引火；无形之火，宜以水引火。以火引火，而火反不旺；以水引火，而火自难衰，此补命门之火，与补他火实不同也。方用扶命生火丹：

人参六两，巴戟天一斤，山茱萸一斤，熟地二斤，附子二个，肉桂六两，黄芪二斤，鹿茸二个，龙骨（醋淬）一两，生枣仁三两，白术一斤，北五味四两，肉苁蓉八两，杜仲六两。各为细末，蜜为丸，每日早、晚各用五钱。服三月，自然坚而且久。

此症用壮火丹亦甚佳。

人参五两，巴戟天八两，白术（炒）、熟地各一斤，山茱萸八两，肉苁蓉、枸杞各八两，附子（用甘草三钱煎汁泡过，切片，炒熟）一个，肉桂三两，破故纸（炒）、茯苓各四两，北五味一两，炒枣仁三两，柏子仁二两，山药、芡实各五两，龙骨（醋淬，为末）。各为末，蜜为丸。服二月，坚而且久。

（《辨证录》）

【诠解】 陈士铎云："此方填精者，补水以补火也。何加入气分之药？不知气旺而精始生，使但补火而不补气，则无根之火，止能博旦夕之欢，不能邀久长之乐。惟气旺则精更旺，精旺则火既有根，自能生生不已。况气乃无形之象，以无形之气，补无形之火，则更为相宜，所以精又易生，火亦易长耳。"命门之火属先天，益火之源用肉桂。陈士铎认为，命门之火属先天之火，命门之火寒、火闭皆能引起阳痿不用。

施今墨医案

（阳虚阴冷，温阳壮髓，善用药对）

张某，男，36岁。

初诊：患神经衰弱已10年之久，头晕神虚，自觉眼冒黑花，虽曾治疗，时轻时重。近1年来，又感腰酸楚，阴囊冷，早泄，阳痿，屡治未效。面色青白，精神倦怠。舌苔薄白，脉沉细无力。

辨证：神经衰弱之日久，常有阳痿、早泄症状产生。盖肾者生成之本，元气之根，精神所舍，肾气足则志有余，若肾阳虚，则现阳痿、早泄；腰为肾府，故现腰酸楚；肾寒则阴囊冷。

治法：温肾，补阳，壮髓。病属慢性，宜服丸药。

方药：海马1具，紫河车60g，龙齿30g，牡蛎30g，石决明60g，阳起石30g，龙骨60g，仙茅60g，桑叶60g，蛇床子30g，刺猬皮30g，巴戟天60g，鹿角胶30g，淫羊藿60g，熟附子30g，白术30g，吉林参30g，金樱子90g。共研细末，山药300g打糊为丸，如小梧桐子大，每日早、晚各服10g，白开水送下。

二诊：服丸药1料，共服70日。头晕、眼冒黑花、阳痿、早泄诸症均见好，面色红润，精神焕发，工作效率增强。要求再配丸药服用。

处方：鹿茸片30g，紫河车60g，龙骨60g，珍珠母60g，蛇床子30g，刺猬皮30g，海参60g，砂仁15g，益智仁15g，淫羊藿60g，鹿衔草60g，仙茅60g，菟丝子60g，五味子30g，覆盆子30g，熟地黄60g，巴戟天30g，阳起石30g，阿胶60g，刺蒺藜60g，枸杞子60g，车前子30g，山茱萸60g，炙甘草30g。

共研细末，山药600g打糊为丸，如小梧桐子大，每日早、晚各服6g，本方可服140日。服药期间注意节欲，并应练习体操或练太极拳，以助气血活畅。

（祝谌予，翟济生，施如瑜，等．施今墨临床经验集．北京：人民卫生出版社，1982：129-130）

【诠解】 神经衰弱患者，病久症现肾亏阳痿，屡见不鲜。施师曾考虑到任、督二脉，上下循环，一主阳，一主阴，周而复始，循环不断，督脉上达头脑，下通肾府，故神经衰弱易致阳痿。脑为髓海，肾主骨髓，补肾壮髓，斯症可瘥，以参附汤、五子衍宗丸、蛇床子散治之。海参治阴囊冷，精子缺乏颇效。

张子琳医案

（尤重先天命门火，不忘后天养脾阴）

马某，男，37岁。

1975年11月19日初诊：患者食欲尚可，有时恶心，泛酸，二便一般，起猛时头晕，自 1965 年（至今 12 年）因过度劳累，发生阳痿、早泄，一直未愈。脉沉，舌边赤苔白。

处方：熟地 18g，当归 9g，白术 9g，枸杞子 9g，仙茅 6g，山萸肉 9g，巴戟天 9g，淫羊藿 9g，肉苁蓉 12g，东人参 9g，韭子 6g，蛇床子 4.5g，五味子 6g，砂仁 4.5g，杜仲 9g，肉桂 3g。

以上 4 倍分量，研细末，炼蜜为丸，每丸 3g，每早、晚各服 1～3 丸，空心温开水送服。嘱长期服用，后果愈。

（张尚华，张俊卿．中国百年百名中医临床家·张子琳．北京：中国中医药出版社，2001：122-123）

【诠解】 张子琳治疗阳痿"尤重先天命门火，不忘后天养脾阴"，其用药注重于补命门之火，然火热伤阴，故配伍养阴之品，以期阴阳调和。

张梦侬医案

（补肾填精起痿，蜜丸和缓图治）

花某，男，27 岁。

初诊：1970 年 12 月 30 日。

主诉：阳痿已 2 个月。

现病史：结婚已 2 个月。结婚之初发生交接即泄精而阳痿（俗名见花谢），至今从未交媾成功，引起女方不满，坚决要求离婚，经治愈者介绍来诊。述自小有手淫恶习，长大后患遗精、滑精症。且伴头晕目眩，精神萎靡，腰酸腿软，精滑不固。

检查：舌淡苔少，脉沉细寸芤，面色㿠白。

分析：因年少误犯手淫，肝肾精血大伤，终致命门火衰，而阳痿不举。

中医诊断：阳痿。

治则：滋补肝肾，涩精补气，强阴益阳。

方药：制首乌、山药各 120g，淫羊藿、蛇床子、阳起石（煅透）各 90g，菟丝子、远志肉、益智仁、当归、补骨脂、茯苓、续断、石莲子（带壳炒）、芡实、金樱子、红参、韭子、小茴香、枸杞子各60g。共炒研末，炼蜜为丸，梧桐子大。空腹时每服50丸，温盐开水送下，每日2次。

二诊：1971年3月1日。服上药后，滑精已止，体质增强，精神转佳，腰酸腿软已平。1个月后同房，虽获成功，但自觉举之不甚坚挺。仍宗上方，加高丽红参60g，酥炙海狗肾2只，续用。

三诊：1971年8月30日。连服上方2料，病已痊愈，现与妻两情融洽，和乐异常。

（张梦侬．临证会要．北京：人民卫生出版社，1981：105-107）

【诠解】 方用何首乌为君，补肝益肾，添精益髓；蛇床子、覆盆子、胡芦巴、补骨脂、枸杞子、楮实子、益智子、韭菜子、红参须、淫羊藿、阳起石暖丹田，壮元阳，助命火，滋肾益精强阳；菟丝子、金樱子、石莲子、五味子、地肤子、苏芡实固精气，养真阴，补虚劳；远志补精壮阳，养心宁神。本方药性中正平和，不用桂、附辛热燥烈之品助阳而伤阴，助阴阳平补，气血调和，故须常服，其效始著。

盛国荣医案
（益火之源，以消阴翳）

林某，男，36岁，干部。

1991年8月15日就诊：患者面色㿠白，体形虚胖，头目眩晕，腰酸肢冷，夜尿频繁，尿中时有黏液，大便时溏，阳事不举，排精少而冷，精液量1.5ml，精子数2×10^6/ml，死精占90%，活动力差，舌质淡苔滑，脉沉细无力。方用右归饮加减。

处方：鹿茸粉（冲药汤服）1.5g，巴戟天10g，炮川附子10g，党参15g，黄芪15g，山茱萸10g，枸杞15g，肉桂粉（冲药汤服）2.4g，阳起石15g。水5大碗，先将上药煎开30分钟，去渣，将药汤炖刚欲啼的雄鸡。分3次服，3天服1次，连服6剂。

药后诸症均见改善，继服金匮肾气丸，早、晚各服10g，开水送下。阳物能举，每次排精量增至 4ml，精子数 $140 \times 10^6/ml$，活动精子 90%，翌年生育一男孩。

（盛国荣. 盛国荣医学论文集·第二集. 厦门：厦门大学出版社，1993：224 −226）

【诠解】 本病系肾阳虚亏，精髓内损，肾阳虚乏，阴寒内盛，故出现阳痿不举、腰酸怕冷、精冷量少、精子活动力下降等症状。治以温补肾阳之气，加强鼓动之力，形不足补之以味，配合雄鸡，以增强温养肾阳、填补精髓之力，此即"益火之源"也。

刘冠军医案

（益肾填精，针药并进）

王某，男性，27 岁。

1981 年 8 月 9 日初诊：少年误犯手淫，婚后房事太过，致成阳痿不举或早泄来诊。发育良好，面淡黄，苔白腻，脉沉弱，两尺尤甚。问知阴囊湿凉，疲惫乏力，头晕失眠，时有腰酸膝软，知系入房太过，损伤精气，致使命门火衰，加之阴精不足，无以充髓养脑，故见腰酸、膝软、头晕、失眠。治宜益肾填精。

初投起痿丸 2 周，自觉症状好转，已有兴奋感，腰酸、膝软均减。除继服壮阳起痿丸外，隔日针中极、三阴交，均针上加灸 3 壮，连治 7 日，已能正常交合。为防再发，告诫清心寡欲，避免房事太过，继服起痿丸 2 周，诸症消失而愈。

壮阳起痿丸：牛鞭（焙干）100g，淫羊藿 100g，狗头骨灰 50g，闹洋花 30g，韭子 50g，巴戟天 30g，菟丝子 30g，大海米 30g，阳起石（煅）30g，蛇床子 30g，川续断 30g，车前子 30g。混合为面，分装胶囊，每服 3～5g。日服 3 次，淡盐水送下。

（刘冠军. 中国百年百名中医临床家·刘冠军. 北京：中国中医药出版社，2001：72-73）

【诠解】 刘冠军选择针药交替使用治疗本例患者，使针药起到协同增效的作用。三阴交为脾、肝、肾三经交会穴，有生血、补血、活血、调血之功效，壮阳起痿丸则以补肾、益精、壮阳为主，综合治疗，使得肾阳得补，气滞血瘀得化，宗筋得养，疾病得愈。

陈德宁医案

（阳痿从心论治，善后常用膏方）

何某，男，35岁。

自诉性功能减退2年，性欲下降，晨勃减少，勃起硬度欠佳，有时未能坚持至射精。外院查性激素水平正常，服用万艾可后硬度改善，仍射精过快，<1分钟。2006年8月来深圳市中医院男科求治，检查前列腺常规未见异常。查pH 6.5，卵磷脂小体（+++），白细胞3～6个/HP。DRE：前列腺大小正常，质中，中央沟存，腺体表面光滑，未触及结节，压痛（-），外生殖器检查亦未见异常。详问病史，患者3年前因升职后经常出差，工作压力大，熬夜多，性生活不规律，久而性功能减退。现除上症外，尚见：疲劳，腰酸，会阴坠胀不适，时觉双腹股沟隐痛，口干，手足心汗多，纳可，梦多，二便调。舌淡红，苔薄白，边有齿印，脉弦细。

膏方以654-2为法，熟地160g，怀山药80g，山茱萸80g，丹皮60g，泽泻60g，菟丝子80g，覆盆子50g，五味子30g，黄芪100g，炒白术60g，茯苓60g，甘草10g，柴胡30g，白芍50g，枳壳30g，木香30g，砂仁20g，酸枣仁60g，麦芽50g，淫羊藿50g，高丽参10g。将药依次三煎，压榨、过滤、去渣、取汁，三汁合并（高丽参另煎取汁），加入黄酒150g，冰糖200g，龟甲胶150g，加热浓缩成膏，以滴水成珠为度，瓷罐贮存。服药期间如遇感冒发热、伤食腹泻暂停服。忌食萝卜、浓茶、咖啡等辛辣刺激之品。

患者初服本膏半月，自觉诸症皆减，勃起硬度及性交时间改善，但仍欠佳。再服1月，已无明显疲劳、腰酸、会阴坠胀不适、双腹股沟隐痛等症，性功能明显改善，不服用万可勃起硬度尚可，性交时间明显延长，能坚持8～10分钟，且自觉精力充沛，同房后无不适。再嘱其服药之余，注意劳逸结合，调整心态。2 个月后随访，患者述性生活和谐，精力旺盛，已无明显不适。

（袁少英，覃湛. 古今名医临证实录·男科卷. 北京：中国医药科技出版社，2013：216-217）

【诠解】 本例患者仍证属肾阳不足，处方用药以补肾为主。因阳痿之病，多为慢病，疗程较久。因本例属虚证，虚证进补，以膏方为佳，故选用膏方既能针对患者病情用药，又能减少患者长期吃药产生的绝望感。654-2 法为男科常用思维方式，"6"指六味地黄丸、六君子汤等，"5"指五子衍宗丸、五味消毒饮等，"4"指四君子汤、四物汤、四妙丸等，"2"指二至丸、二陈汤、二妙丸等。该思维以攻补兼施、动静结合、调整阴阳为法，根据患者具体情况，结合运用654-2 法辨证论治，遣方用药，对男科临床有很大的指导意义。

十、肾阴不足证

盛国荣医案

（肾阴不足更年期，标本兼治好如初）

张某，男，50 岁，工人。

1990 年 3 月 12 日就诊：患者形体消瘦，精神疲乏，头晕眼花，口舌干燥，睡眠欠佳，五心烦热，性情急躁，常因家庭琐事、夫妻争吵而致阴茎勃起不坚，舌红少苔，脉弦细。方用知柏八味加菊花、枸杞。

处方：生地15g，山药15g，泽泻10g，山茱萸10g，丹皮10g，黄柏5g，知母10g，枸杞15g，杭菊花10g，水煎服。

连服 10 剂，诸症悉减。改用天王补心丹早、晚各服10g，淡盐水送服。服 1 个月，房事正常，精神愉快，夫妻和好如初。

（盛国荣. 盛国荣医学论文集·第二集. 厦门：厦门大学出版社，1993：224-226）

【诠解】 本例患者肾阴不足，水不涵木，阳亢于上，则头晕、急躁，扰乱心神而睡眠欠佳；阴虚内热则五心烦热；阳亢于上不能下纳于肾，肾阳之气鼓动乏力，则阳物举而不坚；口舌干燥，形体消瘦，视物模糊，舌红少苔，脉细皆为阴虚之象。故用六味地黄丸去茯苓滋养肾阴，以知母、黄柏清其相火之过，使肾阴阳二气协调；菊花、枸杞清肝明目，以疗头目之昏花。本例从滋肾阴出发，解决了阳痿的问题，实乃恢复正常肾阳之气的鼓动能力。

刘冠军医案

（阴精耗伤兼阳弱，针药补肾见效快）

李某，男，41岁，某厂技术员。

1981年3月2日初诊：因入房不举求治年余，服各种补肾强壮剂，时有好转，但不根治。

查：发育一般，营养欠佳，面淡黄，脉来沉弱，尤以两尺小弱、无力。问知青年时期有过手淫，见所服之方皆壮阳之品，如锁阳、阳起石之类。虑其久服阳起石，专取一时之快，久而必更不坚，加之脉来小弱无力，知系肾阳不足而肾水亦暗耗伤，此非大剂补阴以敛阳不足以去病。乃间日为之针关元补，次髎（双）补，肾俞补，三阴交泻，留针15分钟，内服壮阳起痿丸。用枸杞子30g，肉苁蓉15g，熟地黄15g，女贞子15g。连进8剂，入房好转，后又进服8剂，入房坚实而愈。

（刘冠军.中国百年百名中医临床家·刘冠军.北京：中国中医药出版社，2001：72-73）

【诠解】 本例患者服补肾壮阳之品过多，伤津灼液，阴液暗耗，致阴虚火旺，故刘冠军补泻并用，用药以补阴敛阳。

十一、肾气不足证

王乐亭医案

（针药结合，补气助阳）

张某，男，28岁，已婚。

初诊日期：1963 年 4 月。

患者阳痿 1 年余。罹病前性欲亢进，1 月后发现阳事勃而不坚，兼有早泄，但仍强房事，逐渐阳事不举，痿弱不用。自觉头晕目眩，心悸腰酸，体乏无力，精神萎靡，四肢消瘦，食欲不振，大便溏稀，日解 1 次，小便正常。经中西医治疗，效果不明显。患者因病，影响夫妻感情。婚前曾有手淫恶习，结婚 2 年曾育一男孩，现健在。望诊：面色无泽，舌质淡，苔薄白，脉沉细。

辨证：肾气亏虚，命门火衰。

治法：补益肾气，助火兴阳。

处方：①百会、气海、关元、三阴交。

②命门、肾俞、志室。

③自灸关元，每日 2 次，每次 10 分钟。

方①与方②交替使用，12 次为一疗程，均用补法。

治疗经过：经治一个疗程后，头晕、目眩、心悸症状已消失，阳痿略有好转，食欲尚好，二便正常。第 2 疗程后，精神好转，体力充沛，阳事举而不坚。第 3 疗程后，阳事已能坚举，停诊 2 周，阳痿已愈，但仍有早泄。又按原方治疗 1 个疗程。诸症皆除，临床痊愈，返回原籍。2 个月后来信称双方性生活满意，夫妻感情和好。

（王吕生．中国百年百名中医临床家·王乐亭．北京：中国中医药出版社，2005：161-162）

【诠解】 "伤于内则不起，故阳之痿，多由色欲竭精，斫丧太过……。"患者强行房事，耗伤阳气，故以温肾壮阳为主。

十二、心包虚寒证

陈士铎医案
（相火不足，温其心包）

人有中年之时阳事不举，虽妇女扪弄而如故，即或振兴，旋即衰败，此心包之火气大衰也。夫心包之火相火也，心包火旺，力能代君行事；若心包火衰，心火虽动，如相臣卧病，气息奄奄，欲其奋身勤王，其可得乎？且心包之火，与命门之火正相通也，未有心包寒而命门能独热者，所以心包之火微有扶之而不起者。治法温其心包，不必温其命门也。方用：

人参一两，巴戟天一两，肉桂三钱，炒枣仁五钱，远志二钱，茯神一钱，良姜一钱，附子一钱，柏子仁二钱，黄芪五钱，当归三钱，菟丝子二钱，水煎服。连服十剂，兴趣自生，服二十剂，阳旺不倒矣。

此症用辅相振阳丸亦佳。

人参五两，巴戟天十两，炒枣仁、麦冬各五两，菟丝子十两，远志、柏子仁、肉桂各二两，茯神、枸杞各三两，黄芪八两，当归、仙茅各四两，白术六两，人胞一个，陈皮五钱，阳起石（火煅，醋淬）一两。各为末，蜜为丸，每日早、晚各服四钱，滚水下。三月阳事振发。

（《辨证录》）

【诠解】　此方名为救相汤，专治心包虚寒之证，不止振举其阳也。方中虽治心包，实皆统治心者。盖补其心君，则君王富足，而相臣自强，相助为理矣。陈士铎认为，心为君主，心包为相，心包虚寒，火气大衰，导致命门之火亦衰而阳痿不起。正如《辨证录·阴痿门》云："夫心包之火相火也。心包火旺，力能代君行事，……所以心包之火微有扶之而不起者。"

十三、营卫不调证

胡希恕医案

（营卫失和性减退，上热下寒经方治）

仓某，男，30岁。

初诊日期：1963年2月28日。

结婚即现阳痿、早泄，病已4年，经中西医诊治毫无起效。经查有慢性前列腺炎，近服桂附地黄丸未见疗效。近症：阴茎勃起弱，举而不坚，且不持久而早泄，素动念见色流精；大便前后，每因腹压增加而有乳白色黏液流出，腰酸楚，耳鸣，舌苔白，脉弦细。此属营卫失和，上热下寒，治以调和营卫，温下敛上。

予桂枝加龙骨牡蛎汤。

桂枝三钱，白芍三钱，生姜三钱，大枣四枚，白薇三钱，川附子三钱，生龙骨八钱，生牡蛎八钱，炙甘草二钱。

结果：上方服 3 剂，耳鸣大减，见色流精、大便时尿道溢液亦减。上方加四逆散，服 6 剂，自觉症状皆好转，偶有耳鸣腰酸，精神好转。予四逆散合当归芍药散、二加龙骨牡蛎汤加减，服 6 剂，告之阳痿已。

（冯世纶. 中国百年百名中医临床家·胡希恕卷. 北京：中国中医药出版社，2001：122-124）

【诠解】《内经》谓："阴阳之要，阳密乃固。"此患者长期患慢性前列腺炎，伴见阳痿、早泄，证为阳气虚于下，虚阳浮于上，其关键在阳虚不能密固。对于这种病症，古人已有成熟的治疗经验，如《金匮要略·血痹虚劳病脉证并治》第 8 条曰："夫失精家少腹弦急，阴头寒，目眩，发落，脉极虚芤迟，为清谷亡血，失精。脉得诸芤动微紧，男子失精，女子梦交，桂枝龙骨牡蛎汤主之。"用桂枝龙骨牡蛎汤的目的，在于温下寒，调和营卫，调和阴阳，收敛浮阳，潜阳入阴，阳能固密，阴亦能守，精亦不致外溢，阴阳和则功自成。

十四、肝肾阴亏，痰水浊瘀内扰

徐福松医案

（虚实夹杂症多端，补肝肾涤痰化浊而逐瘀）

范某，男，33 岁。

1996 年 1 月 25 日初诊：患者自述阳物举而不坚、坚而不久已 1 年。婚后半年内，性生活正常，后勃起渐行减退，近 2 个月阴茎难以举起，曾予壮阳之品鲜效。伴腰膝酸软，头晕乏力，精神抑郁。舌质红、苔薄白根黄腻，脉弦细数。患者曾因脑部外伤引起癫痫，时作时止，未敢间断服用苯妥英钠、苯巴必妥等药物 2 年。其发作与情绪、饮酒之关系甚为密切。

辨证：肝肾阴亏，痰水浊瘀内扰。

治法：滋补肝肾，涤痰泻火，化浊逐瘀。

方药：枸杞子、山茱萸、姜半夏、胆南星、郁金、栀子、天麻、红花各10g，刺蒺藜20g，沙苑子20g，僵蚕、丹参各15g，五味子、黄连各6g。水煎服，每日1剂。

二诊：5月3日。服上方100余剂后，性功能日渐恢复，近周性交成功2次，每次持续5分钟左右，然阴茎举起仍受情绪影响，癫痫发作1次。舌质红，苔薄白；脉沉弦。仍以上方化裁：

首乌、钩藤（后下）各20g，生龙、牡各30g，山茱萸、丹参各15g，枸杞子、制半夏、胆南星、郁金、天麻各10g，五味子、黄连、全蝎、石菖蒲各6g，蜈蚣2条。

以上方再进50余剂后，性功能恢复如常，抗癫痫药减量后亦未曾发作。嘱续服中药巩固疗效。

[王劲松．徐福松从痰瘀论治男科病举隅．中医杂志，1997，38（9）：527-528]

【诠解】 阳道坚久取决于肾中精气之充盈，肾之精气盛满是宗筋振奋之物质基础。患者病久不愈，正气渐衰，脏腑功能受损。长期服用抗癫痫药，加之前医迭进壮阳之品，"反泻其阴而补其阳"（《名医类案》），且又有瘀血内阻，以致本虚标实，阴阳气血受损，痰火浊瘀交阻，经气失达宗筋而诸症蜂起。治当标本兼施，故方中枸杞子、山茱萸、五味子、沙苑子滋补肝肾精血，濡润肝脉宗筋；僵蚕、胆南星、半夏、全蝎开痰浊阻遏络道，畅阴邪闭阻之气；郁金、钩藤、天麻、栀子、黄连、龙骨、牡蛎疏肝清肝潜阳，镇心安神降火；蜈蚣、柴胡、丹参、红花活血化瘀通络，引药归经达阳气。诸药合用，痰浊得化，瘀火得散，精血盈满，阳气畅达，其症皆去。

早 泄

一、阴阳俱损证

施今墨医案

(补阳济阴,药对建功)

王某,男,32岁。

早婚,又少节制,以致体力日弱,周身酸楚,记忆力减退,遗精、早泄均现。舌苔薄白,六脉细弱。

辨证:阴阳两亏。

治法:补阳济阴。

方药:续断10g,熟地黄10g,杜仲10g,鹿角胶(另炖兑服)10g,紫河车10g,砂仁5g,益智仁5g,补骨脂10g,山茱萸10g,狗脊15g,枸杞子20g,山药(炒)25g,炙甘草3g,五倍子5g,五味子5g。

二诊:服药甚平妥,遂连服10剂之多,服药期间,无遗精现象,周身酸软大为好转。

处方:前方加盐知母6g,盐黄柏6g,龙骨10g,牡蛎10g,再服10剂。

三诊:服药后情况甚好,20日来无遗精,早泄现象亦有所好转,拟予丸方常服。

处方:紫河车30g,鹿角胶30g,山茱萸30g,覆盆子30g,补骨脂30g,枸杞子(炒)30g,益智仁15g,砂仁15g,狗脊60g,杜仲30g,五味子15g,五倍子15g,菊花60g,桂枝30g,功劳叶30g,桑螵蛸30g,蛇床子15g,熟地黄30g,炒远志30g,石菖蒲15g,胡桃肉60g,桑椹子30g。

共研细末，金樱子膏 180g，再加炼蜜 300g，合为小丸，每日早、晚各服 10g，白开水送。

（祝谌予．施今墨临床经验集．北京：人民卫生出版社，1982：125-126）

【诠解】　患者早婚纵欲，房事过多，肾精亏耗，继而阴阳两亏，症见遗精早泄、体质日衰。脑为髓海，肾生髓，肾亏之极，脑髓失充，故记忆力减退。治以阴阳双补，以六味地黄丸之三补：熟地、山茱萸、山药为基础，加五味子、枸杞子滋阴补肾；以鹿角胶、紫河车血肉有情之品益髓填精，并辅以温补肾阳之品以温肾益精。阴阳同补，药物稍腻，故以砂仁和中，防滋腻碍胃。10 余剂后，症状大减，遂加知、柏滋阴，龙、牡固精，继而早泄得以改善，并制阴阳双补之蜜丸善后。

二、肾精不足证

黄宗勖医案
（针灸调神，中药固精）

林某，32 岁，工人。

1987 年 5 月 23 日初诊：早泄已历 2 年余，每在性交时，阴茎接触阴道不及一二分钟便射精，屡治无效，近来症状逐渐加重，阴茎尚未进入阴道即射精，伴腰酸腿软，神疲乏力。

检查：精神萎靡，表情苦闷，阴茎外表无异常，舌苔薄白，脉沉细。

辨证：下元虚惫，精室失固。

治法：滋阴补肾，固涩精关。

针灸处方：

①气海、关元、大赫、三阴交。

②肾俞、次髎、太溪。

操作：以上两组穴位交替使用，隔日针 1 次，用补法，留针 20 分钟，每隔 5 分钟行针 1 次，12 次为 1 疗程，用补法。留针 30 分钟，每隔 10 分钟运针 1 次，12 次为 1 个疗程。

配服中药：金樱子 20g，女贞子 20g，五味子 15g，补骨脂 12g，益智仁 12g，桑螵蛸 15g，黄精 20g，牡蛎 30g。每日服 1 剂，每剂药煎服 3 次。

复诊（1987 年 5 月 25 日）：症状详前。针灸及中药仍守前法化裁，中药加芡实 15g。

三诊（1987 年 5 月 27 日）：经针药同治后，腰酸已明显减轻，精神亦见转佳。针灸仍依前方，中药五味子增至 20g。

四诊（1987 年 5 月 29 日）：性交时精神已不紧张，症状略有好转，继续针药并治 3 个疗程，诸恙消失，房事可持续 10 分钟左右。为了巩固疗效，续治 6 次痊愈，随访 1 年未见复发。

（黄宗勖. 针治疑难奇证案汇. 福州：福建科学技术出版社，1991：134-136）

【诠解】 早泄一症，往往伴随心理因素。针药结合，对本类疾病效果明显。本例患者肾精不足，兼有性交时精神紧张，故益精补肾中药固精，以补法针刺气海、关元、大赫、三阴交及肾俞、次髎、太溪两组穴位，以调节脏腑阴阳平衡。阴平阳秘，早泄乃欲。

三、心肾两虚证

陈士铎医案

（心肾两虚易早泄，欲补肾火先补心）

男子有精滑之极，一到妇女之门，即便泄精，欲勉强图欢不可得，且泄精甚薄，人以为天分之弱也。谁知心肾之两虚乎！夫入房可以久战者，命门火旺也。然作用虽属于命门之火，而操权实在于心宫之火。盖心火，乃君火也；命门之火，相火也。心火旺，则相火听令于心；君火衰，则心火反为相火所移。权操于相火，而不在君火矣。故心君之火一动，相火即操其柄，心即欲谨守其精，相火已暗送精于精门之外。至于望门泄精者，不特君火衰极，相火亦未常盛也。治法补心火之不足，不可泻相火之有余。盖泻相火，则君火益衰耳。方用济火延嗣丹：

人参三两，黄芪半斤，巴戟天半斤，五味子三两，黄连八钱，肉桂二两，当归三两，白术五两，龙骨一两，山茱萸四两，山药四两，柏子仁二两，远志二两，牡蛎一两，金樱子二两，芡实四两，鹿茸一具。

各为末，蜜为丸，每日白滚水送下一两，不拘时。服一月，即改观；服二月，可以坚守；服三月，可以久战；服一年，如改换一人。

此方心肾两补，不专尚大热之药，故可久服延年，非惟健阳生子。但服此药，必须坚守三月不战，始可邀长久之乐。否则，亦不过期月之壮，种子于目前已也。

（《辨证录》）

【诠解】　陈士铎认为："见色倒戈者，关门不守，肾无开合之权矣。谁知心君皆虚，而相火夺权，以致如此；盖肾中之火虚，由心中之火先虚也，故欲补肾火者，先补心火。"本例患者一到妇女之门，即便泄精乃心肾不交之证，先补心火，并补肾火。方中以交泰丸交通心肾，以益气养血、养心安神之品补心火之不足，如参、芪；龙、牡、柏子仁、五味子、远志等以益精固肾之品补肾火，如水陆二仙丹等。

戚广崇医案

（失精家治以桂枝龙骨牡蛎汤）

颜某，男，38 岁，工程师。

初诊：1982 年 6 月 11 日。结婚 10 年，近 2 年来出现早泄，同房时未交先泄或乍交即泄，滑流不禁，以致夫妇关系颇为紧张，曾用知柏地黄汤类药治疗未效，颇感痛苦。情绪抑郁，神疲力乏，腰酸膝软，舌苔薄白，舌边有齿痕，脉细。精之藏在肾，其制在心，心肾不足，不得藏制，以桂枝龙牡汤主之。

处方：桂枝 10g，白芍 10g，生姜 5g，甘草 5g，大枣 15g，生龙骨 30g，生牡蛎 30g。

服上方 7 剂后，早泄好转，举阳时间延长。原方续服后，复诊数次而收全功。1 年半后随访，一切正常。

[戚广崇 . 桂枝龙牡汤对男子性功能障碍的运用 . 中医药学报，1985（2）：21—22]

【诠解】　中年男性工作生活压力大，继而出现早泄，并影响夫妻关系，自服地黄汤补肾无效，并出现一系列精神症状，情绪抑郁。思伤脾，故神疲乏力，舌有齿印；心肾不交，故腰酸膝软，乍交即泄。治以经方桂枝龙牡汤加减，桂枝龙牡汤出自《金匮要略》。原文："夫失精家少腹弦急，阴头寒，目眩，发落，脉极虚芤迟，为清谷，亡血，失精。脉得诸芤动微紧，男子失精，女子梦交，桂枝加龙骨牡蛎汤主之。"临床用之治疗早泄，效果甚佳。

阴茎异常勃起

一、阴虚阳亢证

施今墨医案

(阴虚阳亢强中症,大补阴丸为主方)

何某,男,42岁。

性欲异常冲动,见色即阳物自举,虽白日之下亦不能自制。舌质红,脉细数。

此病旧名"强中",由房劳过度而得者多,甚至每见女子即涉邪思,而阳物翘举,曾有遇戚属之内眷,则感冲动者。病人需行智理节制,而一方面再用药物治疗。

治法:泻相火,滋肾阴,安神经。

处方:生龙骨15g,生牡蛎15g,紫石英18g,煅磁石18g,怀牛膝10g,生、熟地各6g(砂仁5g同捣),盐黄柏6g,盐知母6g,山萸肉12g,天、麦冬各6g,制首乌12g,白蒺藜15g,生龟甲15g,酒龙胆草3g,粉丹皮10g,盐玄参12g,4剂。

方义:龙骨、牡蛎、蒺藜、石英、灵磁石安神经;生熟地、山萸肉、天冬、麦冬、龟甲增加分泌;黄柏、知母、牛膝、胆草、丹皮、玄参遏神经兴奋。

二诊:服前方颇能自制,然亦不免有一时兴奋,仍进前法出入。

处方:前方减玄参、龙胆草,加金樱子、益智仁各10g,5剂。

三诊:症状已好转,惟恐复发,乃改丸方,以善其后。

处方:每日早、服知柏地黄丸10g,夜临卧服斑龙丸10g,均用白开水送。

(祝谌予.祝选施今墨医案.北京:化学工业出版社,2010:122)

【诠解】 本病在临床上分为两类，一是原发性（特发性）阴茎异常勃起，无潜在的原发性疾病存在，部分病例与持续的性刺激，如性交时间延长、反复手淫及应用药物增强性感有关。一旦发病后，不能性交而使阴茎松软，常见于性活动活跃的年龄 18～50 岁。二是继发性阴茎异常勃起，继发于其他疾病，例如脊髓损伤、会阴或阴茎外伤、前列腺及后尿道的炎症、镰状细胞病、白血病、药物影响等。中医学认为强中（阳强）乃宗筋受损所致，其病因有虚有实：虚者多因房事过度，肾阴亏损，阴虚阳亢，或妄用壮阳之品销铄肾阴，宗筋失制；实者多因湿热下注，或跌仆损伤，致瘀血停积阴部而致。

本例属肾阴虚、相火旺之证，治以滋阴降火法。方中用大补阴丸（知母、黄柏、生熟地、龟甲）为主方，滋肾阴，降相火，以龙骨、牡蛎、石英、磁石重镇安神。方中之生地、麦冬、玄参养阴清热；首乌、蒺藜养肝息风；龙胆草、丹皮泻肝火；牛膝引药下行，为使药。取效后，又用金樱子、益智仁涩精。

王乐亭医案

（涌泉放血泻相火，兼以滋肾宗筋伏）

周某，男，24 岁，未婚。

初诊日期：1963 年 4 月。

患者阳强月余，不分昼夜，阳举持续不倒，时有黏液流出，但无射精感，夜寐尚安。食纳香，二便调，既往体健。患者身体略胖，精神尚可，面色红润，舌质红，舌苔薄白，脉弦滑。曾用针灸治疗未效。

辨证：阴虚阳亢，相火妄动。

治法：清泻相火，滋补肾阳。

处方：涌泉、太溪、内关、神门。

手法：泻法。用三棱针点刺涌泉出血。

治疗经过：据患者自述，过去曾使用过气海、关元、三阴交、内关 3 次，症状无改变。又改用关元、中极、曲骨、太溪、内关。3 次后，症状略减，但不明显。经王乐亭老医生指导后改用涌泉、太溪、内关、神门为方，针刺 3 次，症状基本消失，再针 3 次，以巩固疗效。

（王吕生. 中国百年百名中医临床家·王乐亭. 北京：中国中医药出版社，2005：161）

【诠解】 阴茎异常勃起是一种男科急症，由动脉血流量过多引起，发病时间即使达数天，甚至数月，仍有可能治愈，且后遗症少，预后较好，但要明确病因。如果由于静脉回流受阻引起，必须尽快处理，否则容易引起阴茎海绵体纤维化，最终导致永久性阳痿。本案患者曾针灸气海、关元、三阴交、内关无效，改用关元、中极、曲骨、太溪、内关，3 次后，症状略减。王老辨证为阴虚阳亢，相火妄动，改予清泻相火，滋补肾阳；予用三棱针点刺涌泉出血以泻相火，并针刺太溪、内关、神门，补肾安神而显效。涌泉为足少阴肾经井木穴，具通关开窍，镇静安神，清热降火；太溪为足少阴肾之腧土穴和原穴，可滋肾阴，退虚热，利三焦；神门手少阴心经之腧穴和原穴，泻心火以安神。本案亮点在放血疗法及放血穴位的选择。西医治疗本病亦有海绵体穿刺，抽吸其中积存的黏稠血液，并用肾上腺素制剂灌注或冲洗疗法，但对海绵体有一定损伤。亢则害，承乃制，阴虚阳亢，涌泉放血，使相火得泻，阳强得解。

杨介宾医案 2 则

（壮水之主，以制阳光）

医案 1：德氏，男，25 岁，莫桑比克太特省津巴布韦游击队战士，黑种人。

初诊：1979 年 11 月 12 日。

主诉：无原因阴茎异常勃起 1 周。

病情：1 周前始出现阴茎异常勃起而就诊，于是由太特省医院门诊部收入外科病房住院治疗。曾服安定片，肌内注射盐酸氯丙嗪，行腰骶椎封闭麻醉等法，经治 10 余日，毫无寸功，于 11 月 23 日转来我针灸科治疗。四诊所见，患者未婚青年，形体壮实，曾有过性行为，两旬以来，阳物挺长 16cm，茎中刺痛，坚举不收，有碍衣着，行走不便，久久不痿，睡中亦然，并无流精，惟神态紧张，郁闷烦躁，惶恐不安，小便微黄，舌尖稍红，苔薄白少津，脉弦微数。

诊断：强中症。

治则：滋养肾阴，清泻肝胆。

处方：①太冲透涌泉、太溪、次髎。

②三阴交、照海、神门、会阴。

治法：以上2组处方，是根据循经远近相伍组合而成。每日1次，每次1组，交换轮用，双侧重泻手法，各穴均以得气或气至病所为度，并通以电流。经治6次，疼痛大减，旬余不倒之阳物，显著好转，由16cm减至8cm，不再挺长坚举。行针12次，12月10日恢复正常，观察半月，未再复发，12月21日痊愈出院。

体会：强中一症，又名妒精，亦称阳强不倒，主要表现为阴茎异常勃起。《灵枢·经筋》篇云："足厥阴之筋，……伤于热则纵挺不收。"隋代巢元方所著《诸病源候论》"强中候"言："强中病者，茎长兴盛不痿。"清代林佩琴所著《类证治裁》"阳痿论"条载："强中症，茎举不衰。"历代医籍均有载述，中医方药对本病论治，实古亦有之，而针刺治疗临床则属鲜见。

莫桑比克缺医少药，作者在医疗队期间偶见此病则束手无策，仿王冰"壮水之主，以制阳光"之意，姑似针刺试治，果获良效。考前阴诸疾，系肝胆任督之为病也。前阴为宗筋之所聚也，足厥阴之经脉、经别、经筋、别络均循行于此，厥阴属肝木，内藏相火。患者青年，形实热盛，兼之有冶游史，一触即欲念萌动，心火偏盛，引动相火内炽，火性炎上，故阴器挺长而坚举不缩。下焦湿热伤阴，筋失濡养，筋脉燥急，亦可出现玉茎强硬不衰。肝与胆相表里，胆别贯心，故见神态紧张。郁闷烦躁、茎中痛，小溲黄，舌尖红，津液少，脉弦数，均属心、肝二经热盛之症。其主要病机为肾阴亏虚，心肝火盛。治当以滋肾阴而清泻肝火为其大法。取太溪、照海、太冲透涌泉，清下焦热邪，滋水涵木以泻肝火；三阴交调理肝肾，清理下焦热邪而泻相火；神门泻心火以安神；次髎清泻膀胱热邪，通经活络；会阴通任督而调气机。数穴合用，有滋阴泻火之功，使水足而火自制，肝木自宁，其病自愈。

（杨介宾.杨介宾临床经验辑要.北京：中国医药科技出版社，2001：295-296）

【诠解】 本例患者处于性活跃年龄，形体壮实，阳气过剩。《巢氏诸病源候论》:"强中病者,茎长兴盛不衰,精液自出。"患者曾服安定片,肌内注射盐酸氯丙嗪,腰骶椎封闭麻醉等法无效,故求救于中医。辨证为阴虚阳亢,以针刺泻法,泻相火之盛,兼以育阴,肝肾调和,则阴平阳秘,强中自宁。

医案2:病员周某,男,58岁,四川成都市人。

初诊:1994年8月27日。

主诉:阴茎异常勃起4年。

病情:患者近几年来性欲亢进,玉茎长硬不痿,半时见女色情绪易激动,阴茎易勃起,时轻时重,反复发作。近月房事时间长达2~3小时,施泄后仍久举不痿,轻则2~3日缓解,重则5~7日或更长时间不衰,经中西药物多方治疗无效。四诊所见,形体筋瘦,神思清晰,语言明亮,心情激动,烦躁不安,腰膝酸软,阴囊潮湿,小腹隐痛,少寐多梦。阴茎刺痛灼热,肿胀坚硬,长约17cm,有碍衣着,行走不便,大便干,小溲黄,咽干口燥,少津,舌质深红,少苔,脉弦有力。

诊断:强中症。

治则:清热降火,滋养肝肾。

处方:①中极、次髎、会阴、太溪。

②曲骨、三阴交、照海、太冲。

治法:以上2组处方,循经远近相伍,每日1次,每次1组,交换治疗。用28号毫针刺,取双侧重泻手法,得气后留针30分钟,每5分钟提插捻转催针1次,以加强疗效。经治5次,阴茎痛减轻,硬度缓解,长度由17cm缩减至12cm;10次后月余持续不倒之戈,显著好转,缩减至8cm;计针15次,基本恢复正常;停针观察2月,未再复发。

(杨介宾.杨介宾临床经验辑要.北京:中国医药科技出版社,2001:295-296)

【诠解】 肾寄真阴,又藏元阳,为"水火之宅"。肾中水火,本以既济而相衡,若肾水一亏,则肾阳必亢。本病主要病机为肾水亏乏,木火炽热,水不制火,火性炎上,故阴器坚举挺长;下焦湿热伤及真阴,经筋失养,筋脉燥急,亦可出现阳强不倒。效"壮水之主,以制阳光"之意,治宜以滋阴降火、调理肝肾为其大法。取三阴交、照海、太溪、太冲，清下焦湿热，滋水涵木，以泻肝火；中极、曲骨、会阴、次髎通任督以泻下焦热邪。数穴合用，有清热泻火、滋养肝肾之功，使肾水足而木火自宁，故病获愈。

《张氏医通》"前阴诸疾"条："阴纵者，谓前阴受热，纵挺不收也。"前阴为宗筋之所聚，足厥阴肝脉、经筋、经别、络脉抵达少腹，环绕阴器；冲、任、督脉起于胞中，循行阴器。乙癸同源，乙木之火太过，癸水不能制之，治疗当泻肝火，滋肾阴。

刘渡舟医案

（误服红参致阴纵，滋阴潜阳肝肾和）

高某，男，22岁，未婚。

1991年6月5日初诊：年壮火盛，素有失精走泄之患。有朋自远方来，馈赠红人参一大盒，置放床头，每晚在临睡前嚼服，经过数日，感觉周身烦热，躁动不安，口中干渴，晨起鼻血。更为苦恼的是，阴茎勃起，阳强不倒，酸胀疼痛，精液频频走泄。心烦少寐，小便色黄，面色红赤，口唇深绛。舌边尖红，脉弦细数。

刘老辨为阴虚阳亢、水不制火、相火妄动之证。治以滋阴降火，"壮水之主"之法。

生地20g，龟甲20g，知母10g，黄柏10g，当归10g，白芍10g，生甘草6g，炙甘草4g。

药服7剂，则身不燥热，鼻血停止，阴茎变软。又继服5剂，以上诸症尽退而愈。

（陈明，刘燕华，李芳．刘渡舟临证验案精选．北京：学苑出版社，1996：179-180）

【诠解】 强中症，又名阴纵，或称阳强不倒，是指阴茎坚举，甚至久久不痿的病证。《灵枢·经筋》述足厥阴之筋"伤于热则纵挺不收，治在行水清阴气"。本案患者素有阴虚火旺之遗精症状，误以为自患阳虚，误服红参之温补，对相火则实其实，对阴精则虚其虚，水不敌火，而见阳强之变。《素问·至真要大论》曰："诸寒之而热者取之阴，热之而寒者取之阳，所谓求其属也。"唐代著名医家王冰云："壮水之主，以制阳光；益火之源，以消阴翳。"用朱丹溪大补阴丸加味，通过滋阴壮水来抑制阳火亢盛。肝肾同源，肝肾同寄相火，水亏火旺，肝血必伤，故加当归、白芍以养肝中阴血，滋降相火。方中炙甘草与生甘草同用，乃妙法所在，既可清热泻火，厚土坚阴，酸甘化阴，以缓阴虚之火旺，又对宗筋起到弛缓的作用。

二、肝经湿热证

张梦侬医案

（滋阴泻火并败毒，肝经湿热阳强消）

张某，男，46岁。

初诊：1968年5月15日。

主诉：阳强不倒已半月。

病史：半月前发生前阴坚硬挺长，强直不倒，在武汉某医院住院治疗。因其二便不通，小腹坠胀坚硬，疼痛难名。甚则以头撞地，强力努挣，小溲终不得出，医生与病者商议决定5月15日行阴茎切除手术，以求缓解。时有某人建议先试用中药治疗，若不效再施手术不迟，故来就诊。

检查：脉象沉实大弦长有力，舌苔黄燥，舌质紫暗。阴头暗紫，包皮肿如棒槌。

分析：为湿热结于下焦，化燥火毒聚于宗筋，导致膀胱、前列腺、尿道与阴茎全部发炎，使二便阻塞不通，即使将阴茎切除，也不能使毒火内消。

中医诊断：阳强。

治则：阳强宜泻火，滋阴，败毒；癃闭则宜清热利湿，化气坚阴。另配以针灸及外治法，以缓其急。

方药与用法：

①龙胆草10g，黄柏10g，黄芩10g，黄连10g，白薇10g，栀子10g，生地15g，赤芍10g，丹皮10g，柴胡10g。水煎，1日3次，温服。

②针刺穴位：大敦、行间、太阳、中封，蠡沟、委阳、足三里、上巨虚、下巨虚（均刺双侧）、关元、水分。

③外敷方：鲜丝瓜汁，如无瓜用丝瓜叶捣取汁，调五倍子细末 30g，如意金黄散 120g 成糊状，涂数在阴茎、肾囊与会阴部，用纱布包缠，1 日 2 次。

二诊：1968 年 5 月 18 日。服上药 3 剂及外治、针灸后，二便通利，痛苦大减，舌苔紫绛黄燥及脉象都退，但阴茎肿硬如前。

方药：

①内服药：原方加知母 30g，龟甲、白茅根各 60g，甘草梢 10g。

②外敷药：外敷方加大黄、黄柏各 60g，栀子、黄芩各 30g，共为末，同前药加水调敷。

三诊：1968 年 5 月 29 日。连日用药外敷、内服，胀痛大减，阴茎外部水肿全消，坚硬程度减半，能轻度活动摇摆。但尚不能下垂，饮食、二便正常。另拟方着重败毒。

方药：南沙参、地丁、蒲公英、金银花、寒水石各 30g，野菊花、黄柏、知母、天葵子、龙胆草、丹皮、升麻各 10g，白薇 18g。

四诊：1968 年 6 月 16 日。阴茎硬度已消 2/3，脉象已平，舌红全退，口亦不干。按三诊方①加龟甲 30g，2 日服药 1 剂。外敷药续用前药。

五诊：1968 年 7 月 2 日。阴茎外形恢复，早能下垂，但茎中结节尚未全消，其余一切正常。断续照服上方，外用药早已停止，欲休息至月底出院。

2 年后走访，原病早愈，身体健康，照常工作。

（张梦侬. 临证会要. 北京：人民卫生出版社，1981：108-109）

【诠解】《灵枢·经脉》曰："足厥阴之别，……循胫上睾，结于茎。其病……实则挺长……。"《灵枢·经筋》曰："足厥阴之筋，……伤于内则不起，伤于寒则阴缩入，伤于热则纵挺不收。"本例患者为肝胆湿热下注，湿热熏蒸，充盈脉道，血脉瘀阻，以致阴举不衰，阳强不倒。治疗本病宜先用大剂苦寒泻降宣通。龙胆泻肝汤能治肝经实火湿热，阴肿，阴痛；黄连解毒汤治三焦实火。二诊加龟甲、知母，即寓大补阴丸之意，以其能滋阴抑阳，降火补水。三诊方加野菊花、蒲公英清热消肿解毒；寒水石能解五脏伏热，治男女转胞不得小便。因本病为实火，湿热清除，血脉畅通，阴茎异常勃起即可消除。

赵绍琴医案

(阳强不倒因肝郁，升降出入调气机)

赵某，男，39 岁。

1992 年 1 月 9 日初诊：患者于 4 个月前因前列腺炎服用阳起石、巴戟天、附子等补肾强阳方药后，阳强不倒，已服中药近百剂，均无效。现面红目赤，心烦急躁，整夜不能入眠，头晕乏力，会阴及睾丸作痛，大便干结，小便黄赤，舌红起刺，苔白且干，脉弦滑且数，皆为肝经郁热之象。治以清泻肝经郁热。

方药：蝉衣、片姜黄、柴胡、黄芩、川楝子、炒山栀子各 6g，僵蚕、茅芦根、青陈皮、炒槐花各 10g，龙胆草 2g，大黄 1g。服药 3 剂，阳强好转，能入睡，10 剂后症状基本消失。

(彭建中，杨连柱．赵绍琴临证验案精选．北京：学苑出版社，1996：179–180)

【诠解】 前列腺炎造成前列腺静脉丛栓塞、静脉回流受阻、阴茎背静脉血栓性静脉炎等，均可导致阴茎异常勃起。本例患者乃前列腺炎失治导致的阴茎异常勃起。前列腺炎有湿、热、瘀、虚四端。湿热之证，却以阳起石、巴戟天、附子等补肾强阳，火上加油，犯实实之戒，继而出现阳强不倒。《证治要诀》云："古方谓之'强中'，又谓之'内消'，多因恣意色欲，或饵金石。肾气既衰，石气独在，精水无所养。"故治疗以升降散，清上泻下，疏其气机，复其疏泄之职。湿热下注肝经，经气壅滞，不得消散，故以龙胆泻肝汤之意，祛肝经湿热瘀滞，使肝经气机得畅，厥阴经脉郁滞得去，阴茎得以恢复正常。

精索静脉曲张

一、劳伤血瘀，阻滞筋脉

黄宗勖医案

（不育症需查病因，针药并用常显灵）

胡某，男，28岁，工人。1981年3月4日初诊。

病史：患者于4年前因建筑工程移动大石块用力过度后，发现左侧阴囊内牵扯样肿痛，并沿精索放散，久站及劳动后肿痛加剧，休息略可缓解。曾经医院检查，诊断为"左侧精索静脉曲张"。经服药未见效。

检查：形体一般，左侧精索肿胀，站立时在皮肤外面隐约可见扩张的静脉，精索粗大，可触及蚯蚓样条索，皮色不变，舌质暗红，脉微弦。

辨证：劳伤血瘀，阻滞筋脉。

治法：疏肝散结，活血通络。

处方：关元、归来、三阴交、太冲。

操作：隔天针1次，用平补平泻法，留针30分钟，每隔5～6分钟行针1次，10次为一疗程。

内服中药：柴胡9g，白芍12g，青皮12g，台乌12g，川楝子12g，荔枝核1g，三棱18g，莪术18g，甘草6g。水煎，连服3剂。

次诊：针药同治后，精索静脉曲张已见好转，胀痛减轻。仍守原法中药加桔核12g，再服3剂。

三诊：症状已明显好转，阴囊肿痛大减，续针5次，服药10剂，诸恙消失痊愈。

（黄宗勖．针治疑难奇证案汇．福州：福建科学技术出版社，1991：110-111）

【诠解】 精索静脉曲张患者并无症状或症状轻微，而又未影响生育者，可以不必治疗；对可能因本病而影响生育或性功能者，除了中医辨证论治以外，配合针灸治疗，可以减轻本病对睾丸和附睾的影响，帮助恢复睾丸、附睾的正常功能。中医学认为，该症因脉络畸形，引起局部血行不畅，导致瘀血积滞，血瘀于络，气机失畅，故见气滞，气滞血瘀导致外肾（睾丸）无以滋养，血瘀无以生精，肾子不能藏精，从而导致不育症的发生。

本病例是由于过度劳伤筋脉，血瘀阻滞。故治宜疏肝散结、活血通络为主。针刺是根据足厥阴经络于阴器，足三附经交于任脉，故取任脉关元，足厥阴经原穴太冲，足三阴经交会穴三阴交，以疏通足厥阴和任脉经气的郁结，阳明合于宗筋，以取归来为佐，可使肿胀疼痛逐步消失。方中柴胡、青皮、台乌、川楝子疏肝行气，白芍柔肝止痛，三棱、莪术活血祛瘀，荔枝核、桔核行气散结，为治阴囊肿块之良药。故针药合用疗效显著且获速效。

一、湿热下注，络脉失和

许履和医案

（审部求因，审经求治）

刘某，男，25岁。

初诊：1年前劳累后出现阴囊左侧肿痛，皮色微红，休息及服止痛药得退，但左侧精索静脉曲张如故，曾服龙胆泻肝汤无效。现在左侧精索粗大，静脉曲张如蚯蚓状，苔黄腻。此由湿热下注、络脉失和所致。

萆薢10g，汉防己10g，小青皮6g，柴胡5g，怀牛膝10g，泽兰10g，荔枝核10g，川楝子10g，赤芍10g，5剂。

二诊：精索静脉曲张已明显好转，仍以原法施治。原方5剂。

（徐福松．许履和外科医案医话集．南京：江苏科学技术出版社，1980：235-236）

【诠解】《医林改错》云："青筋暴露，非筋也，现于皮肤者，血管也，血管青者，内有瘀血也。"古代没有"精索静脉曲张"这个病名，一般归在"筋瘤"范畴。精索静脉曲张的主要症状为阴囊下坠，青筋暴露盘曲，甚者触之为蚯蚓团，此为有形之瘀血；局部坠胀不适或坠痛等，疼痛可向下腹部及腹股沟区放射，此为瘀阻经脉，不通则痛；久立或久行后加重，卧床休息后减轻。《经》云"卧则血归于肝"，此之谓也。故治疗从肝经论治，本例患者湿热下注肝经，局部脉络失和，不通则痛。萆薢清下焦湿浊，引药下行；防己消肿止痛并祛湿热；柴胡、青皮、川楝子疏肝理气；荔枝核、泽兰、赤芍活血散瘀止痛，药简而专。对于精索静脉曲张的治疗，活血化瘀贯穿全程，并随症加减。

附 睾 炎

一、湿热下注证

陈莘田医案 2 则

（疏泄分渗清肝热，益气托毒散痈结）

医案 1：宋，右，北圻。六月初九日。

始因湿温寒热，痧秽阻气，左睾丸胀大作痛，渐成子痈。身热气促，舌苔干黄，脉息细数，势有正不克邪之险。

广藿梗、金铃子、陈皮、六一散、炒赤芍、大豆卷、白杏仁、大连翘、佩兰叶、江枳壳、川通草。

二诊：广藿梗、姜半夏、金铃子、赤苓、广陈皮、紫厚朴、江枳壳、炒延胡、赤芍、广木香、佩兰叶。

【诠解】 本案患者因湿热内蕴，继而下注阴囊，肾子受邪，发为子痈。病因为湿温，寒热往来，故清三焦湿邪，使邪有出路。其中白杏仁、连翘、佩兰叶、大豆卷清上，藿梗、半夏、陈皮、厚朴、枳壳、木香宣中，六一散、金铃子、延胡、赤芍、通草泻下焦之浊火秽气。

医案 2：李，左，吴江。七月初二日。

久疟阴虚，湿热下注，肝络失宣，左睾丸胀大，囊肿而痛，渐成子痈。舌红苔黄，脉息细数。且以疏泄分渗。

老苏梗、小青皮、土贝、炒延胡、金铃子、枳壳、益元散、单桃仁、佩兰叶。

二诊：冬桑叶、赤芍药、青皮、益元散、全瓜蒌、当归须、牡丹皮、金铃子、枳壳、佩兰叶、荷梗、延胡索。

三诊：藿梗、青皮、益元散、赤芍、延胡炒、金铃、枳壳、佩兰叶、归尾、木香、通草。

四诊：川黄连（吴萸下）、赤芍、黑山栀、泽泻、益元散、牡丹皮、青皮、土贝母、金铃、延胡索、橘核。

五诊：子痈渐小。

广木香、金铃、炒延胡、赤苓、川黄连、赤芍、小青皮、橘核、枳壳、泽泻、当归须、佩兰叶。

六诊：整玉竹、归身、石决明、丹皮、云茯苓、柏子仁、白芍、宣木瓜、泽泻、甘草、淮小麦。

（《陈莘田外科方案》）

【诠解】《经》云：伤于湿者，下先受之。本案患者素体阴虚，湿热下注肝经，肝络失宣，故见子痈。治疗上，清下焦湿热，不忘顾其阴分。予金铃子散合益元散祛肝经之湿热，归尾、贝母、橘核有祛瘀散热之功，玉竹、木瓜等酸甘化阴，清中有补。

许履和医案

（肝经湿热见子痈，内服外用见效快）

李某，男，32 岁。

半月前因工作劳累，引起左睾丸肿痛。某医院诊断为"睾丸、附睾、精索炎"。注射青霉素、链霉素，普鲁卡因封闭，症状未得控制。前天饮酒后肿痛加剧，伴发寒热而入院。

入院时，左侧睾丸肿大如鸡卵，疼痛较甚，阴囊色红肿胀，触痛明显，痛引同侧少腹；伴有形寒发热、头痛微咳、口干不欲饮、大便秘、小便黄等症状；苔薄白，脉弦数。血象：白细胞 12.0×10^9/L，中性粒细胞 82%，淋巴细胞 18%；体温 38.2℃。

辨证：湿热下注肝经，气血壅滞。

治法：疏泄厥阴，分利湿热。

方药：

①枸橘汤加味。川楝子10g，全枸橘15g，青、陈皮各4.5g，赤芍10g，泽泻10g，生甘草3g，防风4.5g，柴胡3g，炒黄芩4.5g，延胡索10g，赤、猪苓各6g。

②金黄膏，敷左侧阴囊，每日换1次。

③针刺三阴交，每日1次，每次留针半小时。

治疗经过：针药并治1周，寒热头痛告退，左睾丸肿消痛定，惟触痛尚明显，停外敷及针刺，内服药去防风。续服4剂，触痛大减，复查白细胞7.0×10^9/L。中性粒细胞72%。淋巴细胞28%。再予原方续服4剂，以善其后。

（徐福松．许履和外科医案医话集．南京：江苏科学技术出版社，1980：221–223）

【诠解】《灵枢·经脉》云："肝足厥阴之脉，起于大指丛毛之际，上循足跗上廉，去内踝一寸，上踝八寸，交出太阴之后，上腘内廉，循股阴，入毛中，过阴器，抵小腹。"故子痈之病，发于肝经循行之处，故子痈之湿热下注证，通常指肝经湿热。本例患者子痈初起时治疗不彻底，故酒后湿热之邪下注肝经，子痈加重，伴往来寒热、口干不欲饮、大便秘、小便黄等肝经湿热之症候。治疗以中医综合疗法为主，口服中药枸橘汤以疏泄厥阴，分利湿热，外敷金黄膏清热止痛，针刺三阴交以祛肝经郁热，故能较快见效。

顾伯华医案

（清利湿热，泻肝胆实火）

邵某，男，38岁。

初诊：1975年6月25日。1周前全身关节酸楚，怕冷发热，右侧睾丸下坠胀痛，向下影响到腹股沟，右侧腰部也疼痛，活动不利，曾到某门诊部外科诊治，诊断为急性睾丸炎，注射青霉素、链霉素后发热略退，但局部红肿疼痛加重，腰部不能直立，大便 5 日未解。

检查：右侧阴囊红肿光亮，压之疼痛，睾丸、附睾、精索皆肿大，右腰背有叩击痛。白细胞总数 10.8×10^9/L，中性粒细胞 84%。尿常规：红细胞 1~2 个/HP，白细胞 7~9 个/HP。苔黄腻，根厚，脉弦滑数。

辨证：肝胆实火，湿热下注。

治法：清利湿热，泻肝胆实火。

方药：当归龙荟丸加减。龙胆草 9g，当归 9g，黄柏 12g，栀子 12g，生大黄（后下）9g，木香 9g，川楝子 9g，荔枝核 12g，苍术 9g，萆薢 30g，黄连片 5 片，日 3 次，3 剂。

外敷：金黄膏掺十香散。另加用阴囊托，不至下坠，腰部热敷，每日 2 次。

二诊：6 月 28 日。药后日大便 2 次，阴囊肿胀疼痛已减，腰痛已止，活动自如，胃纳转香，发热也退。苔黄腻渐化，脉弦细带数。再拟前法出入。

龙胆草 4.5g，黄芩 9g，黄柏 9g，栀子 12g，茯苓 30g，蒲公英 30g，当归 9g，橘叶、橘核各 9g，川楝子 9g。

外用：同前，4 剂。

三诊：7 月 2 日。阴囊肿胀全退，惟睾丸仍稍肿大，略有压痛。苔、脉正常。拟和营热热，解其余毒。

当归 9g，赤芍 12g，防己 12g，黄柏 9g，忍冬藤 30g，生地黄 12g，王不留行 12g，薏苡仁 12g，4 剂。

另：小金片 3 瓶，日 3 次，每次 4 片。

7 月 10 日随访，已痊愈。

（顾伯华. 外科经验选. 上海：上海人民出版社，1977：19-20）

【诠解】　本例患者由湿热下注厥阴之络，以致气血凝结而发病。实火重，大便结，取当归龙荟丸之意，药后便解热退。余留睾丸肿大，加活血散结之品很快收功。子痈急症，一般建议卧床休息，而加予阴囊托，不至下坠，亦为妙法。古云："外治之理，即内治之理。"故阳证外用金黄膏掺十香散清热消肿，热敷腰部温经通络止痛。内外结合，疗效更佳。

刘渡舟医案

（经方论治，辨证加减）

韩某，男，39岁。

患者有前列腺炎病史，3天前突作左侧睾丸肿胀疼痛。西医诊为"急性附睾炎"。服消炎药2天，胀痛未减，转请中医治疗。现左侧睾丸坠胀剧痛，上引小腹，不可忍耐。小便不利，口渴，心烦。舌胖，苔白，脉沉弦。

辨证：肝经湿热郁滞，膀胱气化受阻。

治法：疏肝利湿，通阳利水。

方药：茴楝五苓散加减。茯苓30g，猪苓16g，白术10g，泽泻16g，桂枝4g，川楝子10g，木通10g，小茴香3g，天仙藤20g，青皮6g。

服药1剂即痛减，3剂小便自利，7剂服完而病瘥。

（陈明，刘燕华，李芳．刘渡舟临证验案精选．北京：学苑出版社，1996：179-180）

【诠解】 茴楝五苓散出自《医宗金鉴·杂病心法要诀》。由猪苓、白术、茯苓、泽泻、桂枝、小茴香、川楝子、葱、盐配伍组成，治膀胱水疝及尿不利。本案中，祛肝经湿热，兼以通阳利水，厥阴通则不痛。

张赞臣医案

（急宜清热利湿，疏肝理气；慢宜滋阴除湿，化痰通络）

张某，男，30岁，警卫员。

初诊：1963年7月31日。4个月前开始，每在阴雨之时则感两侧睾丸隐痛，步履时亦牵引作痛，甚至不能下蹲，曾诊为"睾丸、附睾炎"。现阴囊粗大下垂，副睾丸肿胀，行动时少腹引痛，腰酸不耐久立，头昏，小溲色黄，溺时不畅。脉弦，舌边尖红，苔糙腻而厚。

辨证：肝气失疏，湿热交阻。

治法：疏肝理气，清热利湿。

方药：橘叶、核各9g，赤、白芍各6g，粉丹皮9g，稽豆衣9g，酸枣仁15g，赤茯苓12g，白蒺藜（去刺）9g，梗通草4.5g，建泽泻9g，桑寄生9g，忍冬藤9g，滑石（包煎）9g，生薏仁15g，6剂。

二诊：8月7日。睾丸肿胀渐减，惟站久则阴囊滞胀而下垂，余症同前。湿热蕴阻之故。再予前方去稽豆衣、白蒺藜、忍冬藤，加佩兰梗6g，4剂。

三诊：8月10日。睾丸肿胀渐消，阴囊亦已上缩，小便色清，溺时畅利，惟腰酸不宜多行久立。前方加陈皮4.5g。

服药4剂，诸症大减，腰酸如故，舌苔厚腻不化，湿热未清。上方去橘叶、核，加制苍术4.5g，山药9g，黄柏4.5g，连服12剂而愈。

（上海市卫生局．上海老中医经验选编．上海：上海科学技术出版社，1980：549-550）

【诠解】 本例患者苔糙腻而厚，肝经湿热明显，湿重于热，故宗温病之法，稽豆衣、梗通草、滑石、生薏仁、茯苓化湿，橘叶核、白蒺藜行气止痛，忍冬藤、丹皮、泽泻清热解毒。腰酸为肾湿引起，即肾着之症，故初用补肾之品无效，后改予苍术、山药、黄柏而奏效，值得借鉴。

徐福松医案

（源起逆行感染，清肝通腑泄热）

杨某，男，29岁。

1997年5月16日初诊：5月上旬嫖宿数日后见尿频，尿急，尿痛，尿道口红肿、刺痒、流脓。在我院泌尿外科检查后诊断为"急性淋菌性尿道炎"。应用氧氟沙星口服治疗后痊愈。但不久出现右侧睾丸肿胀疼痛，稍活动则痛甚。诊为"急性睾丸炎"，应用头孢曲松钠肌内注射治疗，并采取局部冷敷等措施，未见明显效果。现阴部睾丸疼痛剧烈，潮热，口渴喜饮，汗出较多，心中烦躁不安，大便3日未行，小便黄赤。查阴囊红肿，右侧睾丸、附睾明显肿胀，与左侧相比，体积增大2倍以上。触摸有热烫感，压痛显著。鞘膜无明显积液。左侧睾丸、附睾无明显肿胀及压痛。体温37.3℃，白细胞8.5×10^9/L，中性粒细胞

0.75，淋巴细胞 0.23，单核细胞 0.02。舌质红、苔黄燥，脉弦滑数。

辨证：肝胃火盛，大肠热结。

治法：清肝泻火，通腑泄热。

方药：枸橘汤合龙胆泻肝汤。枸橘李、龙胆草各 10g，牡丹皮、赤芍、生栀子、生大黄（后下）、知母、桃仁、枳实、厚朴各 10g，生石膏（打碎先煎）30g。每日 1 剂，水煎 3 次，每次取汁 150ml，混匀备用。每日上午 9 时、下午 3 时各口服 150ml。晚间 9 时，肛门保留灌肠 150ml。

第 1 剂口服及灌肠后，3 次泻下大量深黑色粪便，臭秽异常。自觉精神好转，睾丸疼痛减轻。

服 7 剂后，阴囊红肿完全消退，右侧睾丸、附睾无肿胀疼痛，大小与左侧相同。其余口渴、潮热、汗出等症亦均消失，惟觉肢体乏力，食欲欠佳，大便变溏，舌质淡红，苔白腻，脉弦细数。证属脾胃气虚，余邪未清。治宜健脾益气，荡涤余邪。药用党参 15g，薏苡仁、金银花、蒲公英各 30g，茯苓 15g，黄柏 5g，炒苍术、生杭芍、煨木香各 10g，淡干姜 3g，炙甘草 5g。连服 7 剂后，诸症全消康复。

（徐福松．徐福松男科医案选．北京：人民卫生出版社，2011：60-64）

【诠解】　附睾炎多发生于青壮年，细菌多从感染的尿液、前列腺、后尿道、精囊沿输精管蔓延至附睾。排尿时，尿液反流至输精管也可导致附睾炎。本例患者初起时为"急性淋菌性尿道炎"，继而出现急性附睾炎，考虑逆行感染。证属肝胃火盛，大肠热结。治疗以枸橘汤合龙胆泻肝汤口服清肝经湿热，并以该方灌肠清胃肠湿热，以通为用，大便一通，邪有出路，症状得减。服药 1 周后，患者子痈消退，热病后期，余邪未尽，故益气之余，不误驱邪。治宜健脾益气，荡涤余邪，以竟全功。

二、湿热瘀阻证

章次公医案

（通利二便，邪有出路）

毛某，男。

附睾炎由湿热所酿成，左附睾嫩红肿痛赤，大便秘结，舌红苔黄，脉数。

辨证：湿热壅结。

治法：清热利湿，解毒散结。

方药：黄柏5g，牡丹皮9g，冬葵子9g，牛膝12g，泽泻9g，大、小蓟各9g，桃仁9g，荔枝核12g，生侧柏叶（煎汤代水）30g。

另：金银花12g，栀子9g，水煎代茶。

二诊：除局部治疗外，清凉解毒，通利二便。

处方：金银花12g，大、小蓟各9g，桃仁12g，夏枯草9g，菊花9g，牡丹皮9g，七叶一枝花5g，牛膝9g，蒲公英9g，萆薢9g，车前子、叶各9g，甘草梢5g，生、熟大黄各6g，玄明粉12g（分2次冲入）。

三诊：附睾炎虽未消尽，但已不如前之焮红胀大。

处方：茯苓24g，凤尾草12g，栀子9g，马鞭草12g，黄柏5g，金银花15g，蒲公英9g，小蓟9g，七叶一枝花5g，山慈菇（切片）3g。

四诊：治睾丸炎不外通利二便，消炎尚是次要。

处方：郁李仁（打）9g，小蓟12g，马鞭草9g，牡丹皮9g，冬葵子9g，桃仁12g，苦参5g，黄柏3g，甘草3g。

（朱良春．章次公医案．南京：江苏科学技术出版社，1980：363-364）

【诠解】 此案为湿热壅结，治疗以通为用，以黄柏、丹皮、牛膝、泽泻、苦参、栀子等清热利湿，加予桃仁、荔枝核、夏枯草等活血散结，妙在通前后阴二窍，泄腑实而不囿于消炎。

陈志强医案

（急性宜清，慢性宜温）

钟某，男，27岁。

诉左侧阴囊疼痛不适半月，发热，无尿路不适。查血常规：白细胞14.9×10^9/L，彩超示左侧附睾炎，查体左侧阴囊肿胀，触诊疼痛明显。舌红苔黄，脉弦数。

辨证：湿热瘀滞。

治法：清热利湿，凉血散结。

方药：荔枝核 15g，川楝子 10g，淡竹叶 5g，赤芍 15g，天花粉 15g，浙贝 15g，蒲公英 30g，白芷 10g，紫花地丁 15g，连翘 15g，甘草 5g。

二诊：服药 7 剂，诉疼痛减轻，仍间有隐痛，守方加减。

蒲公英 15g，紫花地丁 15g，连翘 15g，延胡索 15g，赤芍 15g，白芷 10g，天花粉 15g，浙贝 15g，丝瓜络 15g，甘草 5g，薏苡仁 15g。

再服 7 剂，随访已无恙。

（袁少英，覃湛. 古今名医临证实录·男科卷. 北京：中国医药科技出版社，2013：279-280）

【诠解】 本案患者血象升高，局部肿胀，触之疼痛加重，伴发热，舌红苔黄，脉弦数，均为肝经湿热瘀滞之象。故以紫花地丁、连翘、蒲公英清热解毒，以浙贝、白芷通络散结，以荔枝核、川楝子、赤芍等走肝经之药祛肝经之瘀；热病不忘阴分，天花粉、淡竹叶清热养阴，并随症加减，体现了中医辨病与辨证相结合的优势。

龚去非医案

（辨病辨证，专方专药，伏其所主）

任某，男，29 岁。

1978 年 10 月 28 日初诊：9 月上旬开始右睾疼痛，9 月 13 日开始高烧，右侧睾丸及阴囊掀红疼痛加剧，入地区医院住院治疗。无腮腺炎病史，住院中查血培养未发现异常，前列腺稍肥大，但无相应症状，尿检正常，无明确诊断。

经用激素治疗后，高烧渐退，但睾丸及阴囊红肿疼痛则毫无减轻。医嘱出院门诊治疗，经门诊又治疗 10 余日仍毫无好转，乃到中医学校找我治疗。

余视患者形体较壮，舌红，苔黄腻，脉数有力，右侧阴囊掀红膨胀下垂，皱纹消失，右睾比左侧大 1~2 倍，触之尚较柔软，压痛甚剧，右侧腹股沟压痛明显。

查其往日所服二医之方，前医用黄连解毒汤加夏枯草之类，后医用海藻、昆布、橘核、川楝等。余认为二医之方，一治热毒而少疏肝散结，一治肝气而又遗湿热，当合二医之方为一方，清解湿热，散肝气，化瘀血，双管齐下。遂用上述习用验方，3 剂而红肿疼痛明显减轻，继服 3 剂则疼痛消失，睾肿减半，患侧阴囊壁起一小疖，随即出脓而愈合。再服 3 剂，巩固疗效。

余用以上专方专药，治疗淋浊病所致之急性睾丸炎，亦多获良效，均足以说明在辨证原则下坚持专病专药是有一定道理的。

（龚去非．医笔谈．重庆：万县地区卫生局内部资料，1983：97-99）

【诠解】 本例患者曾接受激素等西医治疗罔效，再经中医清热解毒治疗，后服软坚散结之方，仍未达到理想效果。龚老认为二医之方，一治热毒而少疏肝散结，一治肝气而又遗湿热，辨证失当，而效果欠佳。该患者乃肝经湿热瘀阻之证，故合二医之方为一方，清解湿热，散肝气化瘀血，双管齐下，继而肿痛减轻，再服则脓出而愈。

三、肝经气逆，痰浊阻滞

李今庸医案

（慢性子痈，宜祛肝经痰浊）

患者某，男，30 岁。

1971 年 11 月某日就诊：数月前，发生右侧睾丸肿大，坠胀，疼痛，至今未已，小便黄，苔白，脉弦。乃厥阴络伤气逆，痰浊阻滞；治宜化痰行气，以复厥阴之络。拟方二陈汤加味：

陈皮 10g，茯苓 10g，法半夏 10g，谷茴 10g，炙甘草 8g，荔枝核 10g，青皮 10g，橘核仁 10g，延胡索 10g，桂枝 10g。

上 10 味，以适量水煎药，汤成去渣，取汁温服，日 2 次。

（李今庸．李今庸临床经验辑要．北京：中国医药科技出版社，1998：237）

【诠解】 子痈有急性及慢性之分，本例患者为急性子痈迁延不愈，变成慢性子痈。乃痰浊阻滞肝经，治疗以化痰行气为法，以二陈汤化痰，以疏肝理气之品作为引经药，祛肝经痰浊，以消痛止痛。病痰饮者，予温药和之，故予茴香、桂枝温经散结，画龙点睛。

四、寒凝气滞证

施今墨医案

（寒热并用，寓散于通）

秦某，男，40 岁。

左睾丸肿大，剧痛，其余均佳。是为附睾丸炎症，拟消肿止痛之法。

处方：盐橘、荔核各 10g，赤、白芍各 6g，桂枝 3g，川楝（醋炒）10g，炒茰、连各 3g，桃、杏仁各 6g，制乳、没各 10g，醋柴胡 5g，酒延胡 6g，盐小茴 5g，酒当归 10g，酒川芎 5g，生、熟地各 10g（砂仁 5g 同捣），山楂核 10g，炙甘草 3g，2 剂。

一诊：疼痛似愈，但睾丸仍肿，大便结。

处方：赤、白芍各 6g，桂枝 5g，生、熟地各 10g（细辛 1.5g 同捣），盐橘、荔核各 10g，苦桔梗 5g，炒枳壳 5g，桃、杏仁各 10g，酒军炭 5g，川楝子 10g（巴豆 3 粒打碎，同炒，去净巴豆），醋柴胡 5g，炒茰、连各 3g，盐小茴 3g，山楂核 10g，川杜仲 10g，炒川断 10g，土茯苓 24g，赤茯苓 10g，炙甘草 3g。

（祝谌予．施今墨临床经验集．北京：人民卫生出版社，1982：122-123）

【诠解】 以方测症，乃寒气客于肝经，阳气不通，故见睾丸肿大。治以橘核丸加减，祛肝经之寒，加予活血之品，祛肝经之结，2 剂而止痛，但再加睾丸仍肿，大便结。加予大黄炭活血泄热兼以通便，邪有出路，得以奏效。

陆观虎医案

（肝郁气滞，寒邪客之，治以温经散寒）

王某，男，20 岁。

病因：因怒，肝郁气滞，寒邪客之。

症候：左侧睾丸坠痛肿大，脉细弦。舌质红，苔白。

辨证：肝郁气滞，寒邪内侵。

治法：祛寒理气，疏肝解郁。

方药：苏梗 6g，小茴香 9g，炒赤芍 6g，木香 3g，青、陈皮各 3g，川楝子（炒）6g，荔枝核 9g，橘核（包煎）9g，代代花 3g，佛手 3g。

（纪民裕．陆观虎医案．天津：天津科学技术出版社，1986：441-442）

【诠解】 怒则伤肝，肝气郁结，寒邪客于肾子，故见左侧睾丸坠痛肿大。治以小茴香、橘核、荔枝核、佛手祛寒理气，以青皮、陈皮、代代花疏肝解郁，川楝子、苏梗、木香行气止痛。

陈莘田医案

（消托补并用，以消子痈）

钱，左，九房巷。十月廿五日。

寒凝气滞，睾丸胀大作痛不已，寒热往来，渐成子痈，难已消退。

老苏梗、金铃子、橘核、赤苓、赤芍药、当归须、炒延胡、枳壳、萆薢、荔枝核。

二诊：广木香、金铃子、赤芍、泽泻、小青皮、当归尾、炒延胡、橘核、赤苓、江枳壳、荔枝核。

三诊：广木香、金铃子、归尾、泽泻、小青皮、川连子、炒延胡、橘核、赤苓、制香附、荔枝核。

四诊：作痛不止，大便溏薄。

苏梗、金铃、橘核、泽泻、归尾、茴香、青皮、延胡、赤芍、乌药、木香、荔枝核。

五诊：老苏梗、青皮、赤芍、金铃、全当归、荔核、淡吴萸、橘核、延胡、泽泻、小茴香、土贝。

六诊：木香、延胡、橘核、云苓、归尾、青皮、金铃、枳壳、泽泻、炒赤芍、茴香、荔核。

七诊：旋覆花、金铃子、当归尾、猥鼠矢、炒延胡、韭菜根、赤苓、制首乌、小青皮、橘核。

八诊：川桂木、韭菜子、金铃子、橘核、制香附、当归尾、猥鼠矢、延胡索、枳壳、小青皮、荔枝核。

九诊：川桂木、青皮、韭菜根、赤苓、当归尾、广木香、橘核、猥鼠矢、泽泻、乌药、荔核。

十诊：肾囊渐小。

川桂木、香附、韭菜根、云苓、柏子仁、当归尾、青皮、鼠矢、泽泻、橘核。

十一诊：桂枝、韭菜根、橘核、牡蛎、云苓、归身、猥鼠矢、青皮、泽泻、白芍、荔核。

十二诊：桂枝、金铃、白芍、荔核、归身、青皮、橘核、茴香、泽泻、延胡。

十三诊：制香附、归身、金铃、橘核、柏子仁、小青皮、白芍、延胡、云苓、木瓜、荔核。

（《陈莘田外科方案》）

【诠解】 本案患者疾病发于秋冬，肝经局部寒凝气滞，见睾丸胀痛，寒热往来，发为子痈，难已消退。故治疗一方面予桂枝、韭菜根、茴香等温经散寒，一方面予当归、青皮、金铃子散及失笑散等活血止痛，橘核、荔核等消肿止痛。活血妙用当归，先予当归须行气活血，再用归尾活血化瘀散结，最后以当归身养血收功。

五、寒凝肝脉证

施今墨医案
（发病久经寒邪，缓之除积冷以消肿痛）

温某，男，30岁。

9年前睾丸曾被碰伤，肿大疼痛，经治疗即消肿，数月后结婚，睾丸又肿，不久即遭日寇逮捕，居处阴暗潮湿，睾丸肿痛日渐加重。抗日战争胜利后，屡经治疗，时肿时消；解放战争时期，转战各地无暇治疗，痛苦亦不严重；近年来又感病情进展，经协和医院诊断为慢性附睾炎。现症阴囊湿冷，每受寒湿，睾丸即肿而痛，并有下坠感，饮食二便无异常。舌苔正常，脉象沉迟。

辨证：寒湿入侵下焦。

治法：除积冷，消肿痛。

方药：盐橘核 10g，盐荔核 10g，盐小茴香 10g，酒炒山楂核 30g，巴戟天 10g，葫芦巴 10g，熟附子 6g，桂枝 5g，白芍 10g，盐炒韭菜子（海浮石 10g 同布包）6g，升麻 6g，细辛 6g，熟地黄 10g，瓦楞子 30g，沙苑子 10g，刺蒺藜 10g，炙草节 6g，醋炒川楝子 10g。

二诊：服药 7 剂，平和无反应，病已深久，加强药力再服。

处方：盐橘核 10g，盐荔核 10g，盐小茴香 6g，巴戟天 10g，葫芦巴 10g，熟附子 10g，柴胡 3g，白芍 10g，炙升麻 3g，酒当归 6g，川楝子 6g，炙甘草 3g，沙苑子 10g，刺蒺藜 10g，肉桂 2g，沉香 1g。研细末装胶囊，分 2 次随药送服。

三诊：服药 7 剂，下坠较好，肿痛依然，即将出差，携丸药服用较便。

处方：每日早服茴香橘核丸 10g，午服补中益气丸 6g，晚服参茸卫生丸 1g。

四诊：出差 1 个月，丸药未曾中断，阴囊湿冷，睾丸坠痛均见好转。

处方：每日早服茴香橘核丸 10g，午服桂附八味丸 10g，晚服人参鹿茸丸 1 丸。

五诊：又服丸药 1 个月，诸症均感好转，效不更方，前方再服 1 个月。

（祝谌予．施今墨临床经验集．北京：人民卫生出版社，1982：122-123）

【诠解】 本案患者发病较曲折，先受外力之伤，导致睾丸疼痛发病，治疗后症状缓解，然而婚后房劳过多复发。后因囚牢之苦，阴囊复感寒邪，导致子痛缠绵不愈。症见阴囊湿冷，每受寒湿，睾丸即肿而痛，并有下坠感。舌苔正常，脉象沉迟。施老认为仍是寒湿入侵下焦所致，故治疗以橘核丸、暖肝煎等温经散寒止痛方药为主，并予附子、桂枝、细辛等温阳之品除积冷，因患者有下坠感，考虑中气不足，加予柴胡、升麻等，有补中益气之妙，故治疗后症状缓解。后期因患者服药不便，改予早上口服茴香橘核丸，午服补中益气丸，晚服参茸卫生丸，散肝寒，兼补肾益气，效果理想。

六、肝肾不足证

袁鹤侪医案

（调气化湿，调肝益肾）

刘某，男，26 岁。

初诊：1955 年 5 月 29 日。主诉睾丸偏右作胀，时而牵及少腹，性神经衰弱，脉象左关弦细，左尺沉数，右关濡，拟用调肝益肾药为治。

方用：干地黄 18g，柴胡 3g。小青皮 10g，巴戟肉 6g，麦冬 10g，炒山药 15g，杭萸肉 10g，泽泻 10g，远志肉 10g，云茯苓 12g，丹皮 10g，淫羊藿 10g。水煎，分 2 次服。

二诊：1955 年 6 月 5 日。症状无大变化，照前方加减。

方用：干地黄 15g，麦冬 10g，杭萸肉 10g，小茴香 4.5g，五味子 3g，炒山药 18g，淫羊藿 10g，云苓 12g，盐橘核 12g，潞党参 10g，泽泻 10g，巴戟肉 6g。水煎，分 2 次服。

三诊：1955 年 6 月 10 日。性神经衰弱，睾丸右部发肿。服药后小效，拟用丸药，以缓缓图功。

方用：大熟地 30g，干麦冬 15g，潞党参 15g，淫羊藿 12g，巴戟肉 12g，北五味 10g，杭萸肉 12g，云茯苓 12g，建泽泻 12g，炒山药 24g，盐橘核（去皮）15g，当归 12g。

上药共为细面，阿胶（烊化）6g，和蜜为丸，如绿豆大，每早、晚各服 20 丸，白水送服。

四诊：1955 年 6 月 23 日。服前丸药，症状轻减，不更方，仍遂前方加减。

方用：大熟地 30g，巴戟肉 12g，炙吴萸 10g，潞党参 15g，淫羊藿 12g，炒山药 24g，小茴香 10g，盐橘核 15g，荔枝核 15g，建泽泻 12g，北五味 10g，全当归 12g。

上药共为细面，阿胶（烊化）10g，和蜜为丸，如绿豆大，每早、晚各服 20

丸，白水送服。服完此丸药后，诸症渐减，而病除。

（袁立人．中国百年百名中医临床家·袁鹤侪．北京：中国中医药出版社，2001：81-83）

【诠解】 慢性子痈，证属肝肾阴虚，治疗以调肝益肾为法，肝脏体阴而用阳，肝经之病，湿热易清，虚寒难补。肝肾阴虚，予地黄丸之药补肾，配合温经柔肝之品，如吴茱萸、小茴香等，补而不腻，后以汤药制成丸剂，缓缓图功。这是中医治疗慢性病的一个特色。

精 囊 炎

一、阴虚火旺证

章真如医案

（滋肾降火，养阴宁络）

吴某，男，38 岁。

患者近半年来常感少腹部胀痛不适，最近 2 个月偶然发现性交后，流出来带血精液，非常害怕，乃去某医院泌尿科检查。精液常规示脓血占比例很大，诊断为"精囊炎"，小便正常，大便秘结。诊察：脉沉细，舌暗红，苔薄黄。

辨证：肾阴不足，相火偏旺，迫血妄行，成为血精。

治法：滋肾降火，养阴宁络。

处方：知柏地黄汤加味。知母 10g，黄柏 10g，生地 15g，丹皮 10g，泽泻 10g，茯苓 10g，山药 15g，山萸肉 10g，牛膝 10g，茅根 3g，藕节 10g，莲肉 10g。每日 1 剂，共服 5 剂。

二诊：服上方后，少腹不舒现象减轻，小便不畅，大便秘结，脉舌同前，仍以滋肾宁络。原方加旱莲草 15g，女贞子 15g，服 5 剂。

三诊：坚持服前方 15 剂，诸症缓解，至某医院复查精液常规，未发现红细胞及脓细胞，精囊炎宣告临床治愈。嘱暂停房事，并继续服知柏地黄丸，以资巩固。

（章真如. 章真如临床经验辑要. 北京：中国医药科技出版社，2004：123-126）

【诠解】 精囊的作用有二：一是贮藏精子；二是分泌液体参与精液的组成。如果病原体侵犯精囊，可引起精囊的炎症反应，如肿胀、充血、出血，从而导致血精。由于精囊的解剖部位与前列腺、输精管、输尿管、膀胱及直肠临近，故精囊炎常继发于尿路或生殖系统等附近器官的炎症。其感染途径主要有三种：①上行感染，即细菌经尿道、射精管上行蔓延至精囊所致。②淋巴感染，即泌尿生殖道或肠道的炎症通过淋巴途径使精囊受感染。③血行感染，即身体其他部位某一感染病灶的病原体通过血液循环至精囊处。由于精囊在解剖上有许多黏膜皱壁及曲折，因此分泌物易淤积，导致引流不畅。如果急性期炎症未彻底控制，则易于转为慢性精囊炎。

本案例病因病机为热入精室，损伤血络，迫血妄行，血随精出，故见血精。患者有前列腺炎症状已近半年，近2个月发现血精，因此，其精囊炎与前列腺炎有关，治疗以知柏地黄丸滋阴降火，加予茅根、藕节以加强凉血止血之力，牛膝引药下行。此外，二至丸也是常用的滋肾宁络之品，与知柏地黄丸合用，凉血止血效果更好。

李斯炽医案
（滋肾泻火止血，兼除湿热）

戴某，男，32岁。

1974年3月14日初诊：病员素禀阴亏体质，最近一段时间有强中现象，房事过于频繁。近来忽发现入房后精液带血，思想异常紧张，急去某医院作精液检查，精液中有红细胞（++），白细胞少许，并有革兰氏阴性菌，确诊为精囊炎。建议中药治疗，病员即来求诊。见病员形体消瘦，面白不泽，神态萎靡，自述除有上述症状外，并自觉一身困倦，四肢无力，饮食无味。诊得脉象细弱而数，舌苔黄腻。

辨证：肾阴亏损，相火偏亢，下扰精室，迫血外出。

治法：滋肾泻火止血，兼除湿热。

方药：知柏地黄汤加味。生地黄9g，牡丹皮9g，茯苓9g，泽泻9g，山药12g，枣皮9g，知母9g，黄柏9g，玄参9g，小蓟15g，白茅根15g。

二诊：3月21日。病员服上方6剂后，强中现象消失，自觉一身轻快，精神较佳，饮食亦有改善，脉象已不似前之急数。舌上黄苔虽减，但仍属黄腻。古人说："养阴则碍。"思六味地黄汤中补中有泻，应无伤大体。故仍本前法加入冬瓜仁、芦根，除湿热而不损阴。处方如下：

生地黄9g，牡丹皮9g，茯苓9g，泽泻9g，山药12g，知母9g，黄柏9g，玄参9g，小蓟15g，白茅根15g，芦根9g，枣皮9g，冬瓜仁12g。

服上方6剂后，精中已不带血，余症基本痊愈。随访至1975年12月，均未复发，性功能亦完全正常。

（李斯炽．李斯炽医案·第二辑．成都：四川科学技术出版社，1983：157-158）

【诠解】　患者曾出现阴茎异常勃起现象，并且房事过于频繁。《士材三书》说："曾见天癸未至，强力好淫，而所泄之精，则继之以血。"故见血精。血精出现后患者思想负担重，思伤脾，故困倦、四肢无力、饮食无味。治疗抓住主要病机，以滋肾泻火止血，兼除湿热为法，知柏地黄汤加味，滋阴清热泻火之余，酌加凉血止血之小蓟、白茅根、玄参，标本兼顾而奏效。

漆济元医案

（滋阴泻火，补肾摄精）

张某，男，28岁。

1993年8月19日初诊：患者身壮体健，阳强性欲强盛，颧红。每夜必性事，无此则不舒，近半年来，出现排出血精，舌偏红，脉弦数。

辨证：相火旺盛，迫血妄行。

治法：滋阴泻火。

方药：熟地黄30g，生地黄30g，女贞子20g，旱莲草30g，枣皮10g，桑椹子15g，黄柏10g，知母10g，泽泻10g，何首乌15g，玳瑁20g，8剂。

患者告节欲后血精减少，守方再进8剂，血精消失。

（漆济元著，漆兴芝辑．医案珍藏录．南昌：江西科学技术出版社，1995：207）

【诠解】　患者房室不节，频繁性事，阴精耗伤，阴虚火旺，下迫精室，血络被灼，故精中带血。颧红、阳强、性欲强盛，均为阴阳失调、阴虚阳亢之证。

故予二至丸、知、柏滋阴降火，凉血止血；生熟地、枣皮、桑椹子、何首乌滋阴固肾；泽泻、玳瑁制约相火之亢盛。因此，患者节欲并配合中药治疗后能迅速起效。

许履和医案

（滋阴降火，凉血止血）

洪某，男，37岁。

初诊：患者二三年来，性交时所射之精为血性，色红质稠。近二三月来症状加重，每次性交时均是肉眼血精，同时伴有少腹及睾丸隐痛、溲黄口干、性情急躁、夜寐盗汗等症状，迭经西医治疗无效。检查：外阴无异常，两侧睾丸等大，附睾不肿硬，左侧精索静脉明显曲张，前列腺（–），精液常规：脓细胞（++++），红细胞（++++），精子计数$58 \times 10^6/ml$，活动率15%，形态正常80%，畸形20%，血液微丝蚴检查（–），血沉正常，脉细弦，苔薄微黄。

辨证：阴虚火旺，精室被扰，血热妄行。

治法：滋阴降火，佐以凉血止血。

方药：生地黄12g，白芍9g，女贞子10g，旱莲草10g，茯苓12g，车前子10g，泽泻10g，牡丹皮6g，糯稻根须15g，乌药4.5g，5剂。

复诊：药后血色精液明显变淡，全身症状改善，惟小溲仍黄。原方加黄柏4.5g，5剂。

三诊：肉眼血精已消失，小溲亦不黄，除左侧精索静脉仍曲张外，余无不适。精液常规复查：未见脓细胞及红细胞。病已基本痊愈，再以原方巩固。

（徐福松. 许履和外科医案医话集. 南京：江苏科学技术出版社，1980：249–251）

【诠解】 本例患者湿热内蕴，热盛伤阴，故阴虚火旺，下迫精室，血络被灼，精中带血。此案病机是阴虚兼有湿热，以二至地黄汤加减，意在滋肾凉血，兼以清利湿热。盖二至地黄汤由二至丸与六味地黄汤合方组成。女贞子甘苦平，补肝肾；墨旱莲甘酸凉，滋肝肾，凉血热，两药相合，滋阴降火，凉血止血，药味虽少，补而不腻，实为妙方；六味地黄汤滋补肝肾，三阴并进，专治肝肾阴虚，兼夹虚火上炎，阴不内守之证。熟地改生地，重在滋阴凉血；糯稻根须味甘苦平，有退虚火、敛盗汗之功；台乌药入肝肾之经，走少腹，行气止痛。复诊因其小溲仍黄，湿热未清，再加黄柏以清下焦湿热。方中止血药虽不多，而血精迅速消失，全赖二至地黄汤滋肾阴、凉血热之功。因此，治疗血精不能单纯止血，要注重辨证。

王琦医案
（育阴，清热，凉血）

陈某，男，38岁。

1993年8月，劳动后出现鲜红溺血，但无疼痛、发热、畏寒等，病情时隐时现，进而出现性交后血精，阴部有不适感，肛门坠胀，性欲减退，未作任何治疗。10天后，经某医院直肠指检、膀胱镜检、精道造影、精液检查，诊为"精囊炎"。给予抗生素等对症治疗，效果不佳，于1993年9月来我所求治。患者述现同房精液仍为红色，腰时常隐痛，头晕，耳鸣，失眠，多梦，口干，乏力，饮食尚可，大小便均正常，舌淡有裂纹，苔薄，脉弦细数。心肺听诊、腹部及生殖器检查均无异常。肛指检：右侧精囊区有压痛而稍隆起，前列腺正常而无触痛。精液常规检查红细胞满视野，白细胞2~8个/HP，诊断为精囊炎。

辨证：阴虚火旺，迫血妄行。

治法：育阴，清热，凉血。

方药：生地黄、牡丹皮、白芍各10g，山茱萸、栀子各12g，白茅根、当归、仙鹤草、小蓟各15g。

服10剂后，头晕、耳鸣、口干减轻，腰无隐痛，失眠、多梦好转。原方去牡丹皮，加琥珀末（分吞）3g。又服15剂后，同房1次，精液色白，诸症已除，精液常规检查正常。随访2年余，未复发。

（王琦．王琦男科学．郑州：河南科学技术出版社，1997：709-710）

【诠解】 患者劳动后出现鲜红溺血，考虑为运动性血尿，为劳损下焦血脉，破络离经，随精外出，继而出现血精。脉络瘀阻，气机不畅，故见阴部有不适感，肛门坠胀。西医造影确诊为精囊炎，但使用抗生素效果不佳。腰隐痛、头晕、耳鸣、失眠、多梦、口干、乏力均为阴虚火旺之象，虚火聚于下焦，迫血妄行，故反复血精。治宜育阴清热凉血，酌加化精窍瘀阻之琥珀，故阴生精固，精宁血止。

金保方医案

（滋阴降火以止血，规律排精而排浊）

叶某，男，49岁。

2012年12月28日初诊：患者血精1年。结婚30年，生育2胎，性功能正常，1年前发现肉眼血精，少腹刺痛，性生活频率由每周1~2次减为每月1~2次。无射精痛，无尿频、尿急，无腰酸、腰痛。刻诊：口干，纳可，二便调，舌红少苔，脉细弦。去年肺动脉破裂，采取栓塞治疗。

处方：女贞子10g，墨旱莲20g，熟地10g，山萸肉10g，山药20g，丹皮10g，泽泻10g，茯苓10g，水牛角片（先煎）30g，茜草炭10g，白茅根20g，仙鹤草20g。21剂，常法煎服。并嘱其规律性生活频率，每周2~3次。

2013年1月17日二诊：血精逐渐消失，略口干，便调，舌红、苔薄白，脉细弦。守原方加柴胡10g，金钱草20g，共服21剂。

2013年3月8日三诊：血精又作，无射精痛，无尿频尿急，双侧腹股沟不适，舌红、苔薄白，脉弦。予以初诊方加赤、白芍各20g，生甘草5g，共14剂。

2013年3月22日四诊：仍见少量血精，便溏腹痛，舌脉同前。守上方加失笑散（包）20g，柴胡10g，共21剂。

患者于5月23日因少腹疼痛前来求诊，服药后至今血精未发。

[林树栋，王志强，孙大林，等.金保方运用二至地黄汤治疗泌尿生殖系统血证验案5则.江苏中医药，2014（4）：50-52]

【诠解】 本案以二至地黄汤补益肝肾、滋阴降火以治其本，佐以水牛角、白茅根、仙鹤草、茜草炭凉血止血以治其标，肾阴既充，虚火亦平，而血精自止。金保方教授认为精囊炎患者要有正常性生活，有利于精囊腺内炎症物质的排出和腺体内微循环的改善，与治疗外科化脓性疾病切开引流有异曲同工之妙。

二、肾精亏虚证

漆济元医案

（滋阴补肾精自宁）

刘某，男，68岁。

1987年4月6日初诊：形体一般尚健，性欲能力尚有，但举不甚坚，每月仍须2次，排出精液呈暗红色，无任何不适感，惟略有腰酸膝软，舌净，脉缓。

辨证：肾精亏虚。

治法：滋阴补肾。

方药：何首乌100g，熟地黄100g，五味子30g，白芍60g，益智仁60g，当归60g，龟胶60g，阿胶60g，枸杞子60g，蜜丸。

性交要控制2月1次。药丸日3次，每次10g。服药4个月后，排精已无红色。

（漆济元. 名老中医漆济元医案珍藏录. 南昌：江西科学技术出版社，1995：173-174）

【诠解】《诸病源候论》说："肾藏精，精者，血之所成也，虚劳则生七伤六极，气血俱损，肾家偏虚，不能藏精，故精血俱出。"老年男性，八八天癸已竭，房事过多则伤肾，精室络脉受损，血液外行，故见血精。故治疗首先减少房事频率，使精室脉络得以修复，治以益肾固精之品，使肾精得固。方中亮点在于滋阴补肾之余，不忘活血宁精；以血肉有情之品固精，并以蜜丸缓缓图之，乃治疗老年男性精亏的特色。

三、湿热瘀阻证

王久源医案

（塞流，澄源，复旧）

张某，男，34岁。

　　患者平素饮酒厚味，大便干结，小便短赤。近 2 月来，性交排出血色精液 7 次，伴见精神不振，纳少，口渴欲饮，小腹坠胀，尿液混浊，尿时尿道灼热，舌苔黄腻，脉濡数。前列腺化验：白细胞 5～9 个/HP，红细胞（+++）。西医诊断为精囊炎。乃湿热毒邪入扰精室之证，治宜清热败毒、泻浊宁络。方选小柴胡汤加减：柴胡、生甘草、三七粉各 10g，黄芩、蒲黄、蒲公英、丹皮、赤芍各 15g，太子参、白茅根、金银花各 30g。每日 1 剂，水煎服。连服 20 余剂后，患者告曰：同房后，精液已成灰白色，余症消失。复查前列腺液：卵磷脂小体（+），白细胞 4～6 个/HP，红细胞（−）。吾师考虑到患者平素湿热重，故以四妙丸加减巩固疗效。处方：苍术、黄柏、蒲黄、蒲公英、败酱草、丹参、生黄芪各 15g，川牛膝、薏苡仁各 30g。药进 7 剂后，患者告已无不适。嘱其服用归脾丸、六味地黄丸以善后。1 年后随访，未排过血精。

　　[石勇，刘平，周仕轶，等．王久源治疗男科病验案赏析．四川中医，2003，21（11）：3-5]

　　【诠解】　患者平素饮酒厚味，湿热毒邪内蕴，蕴阻下焦，扰动精室，灼伤血络，故见血精；湿浊聚于下焦，故见小便浑浊、短赤；湿阻下焦，气机不畅，故见小腹坠胀。病所在肝经，故小柴胡汤加减以清热败毒、泻浊宁络。患者湿热体质，予四妙散祛其下焦湿热。本病容易反复发作，愈后防复发，故用归脾丸、六味地黄丸善后。

王琦医案

（清热凉血，滋阴降火，不忘祛瘀）

张某，男，40 岁。

1994 年 1 月 13 日初诊：血精 4 年。4 年前无任何诱因出现房事射粉红色精液，严重时可见少量血块，余无任何不适。曾到他院诊治，予抗生素无效。舌质淡红，苔薄黄而腻，脉细滑。

辨证：瘀热毒邪扰精。

治法：清利精室，凉血化瘀止血。

方药：四乌鲗骨一芦茹丸合蒲灰散加味。茜草 10g，海螵蛸 15g，炒蒲黄 15g，滑石 10g，木贼草 10g，牡丹皮 10g，山栀子 10g，炒香附 10g。连服 15 剂，血精痊愈。

（王琦．王琦男科学·第二版．郑州：河南科学技术出版社，2007：845-847）

【诠解】　离经之血既是病理产物，又是致病因素，故严重时可见精液血块。本例患者血精 4 年，久病必瘀，辨证为瘀热毒邪扰精。大部分非感染性精囊炎经抗生素治疗效果欠佳，故用仲景经方四乌鲗骨一芦茹丸合蒲灰散加减，祛瘀止血。

陈志强医案

（宗血证论，止血消瘀，宁血补血）

黄某，男，56 岁。

发现血精 3 个月，精色淡红，尿频尿急，夜尿 2 次，时有尿痛，舌质淡暗，脉弦滑。

辨证：湿热夹瘀。

治法：清利湿热，化瘀止血。

方药：二妙散加味。苍术 5g，黄柏 5g，琥珀末 1.5g，泽兰 15g，王不留行 15g，生地 15g，土茯苓 20g，蒲公英 15g，白茅根 30g，甘草 5g，仙鹤草 15g，血余炭 5g。

服药 7 剂，复诊诉已无血精，尿路症状渐好转，守方续服 7 剂巩固。

（袁少英，覃湛．古今名医临证实录·男科卷．北京：中国医药科技出版社，2013：294-295）

【诠解】　本病病因有多种，概而言之有四个方面：①阴虚火旺，相火过亢，热灼精室，迫血妄行；②肝经湿热下注或湿热内蕴下焦，扰动精室，灼伤血络，络破血溢；③脾肾两虚，固摄无力，气不摄血，致精血同出；④久病入络，或阴部外伤，致脉络瘀阻，血不循经，溢于脉外。根据病因、病机，本病多分阴虚火旺、下焦湿热、脾肾两虚、瘀血内结四型论治，分立清热利湿、滋阴降火、补脾益肾、行气化瘀四法治之。但临床上，也常见多种证型夹杂，故需灵活辨病、辨证施治。其中，止血应贯穿整个治疗过程，但止血药的运用亦应遵循"中病即止"的原则，防止矫枉过正，产生血瘀。本例患者辨证为湿热瘀阻，其病位在下焦，故予二妙散加减清下焦湿热，清热利湿同时不忘活血化瘀；瘀热容易伤阴，故加生地、茅根滋阴凉血。

四、虚实夹杂

张琪医案

（消补并用，寒温齐施）

吕某，男，59岁，干部。

1991年10月15日初诊：发病1年余，会阴部及睾丸胀痛，肉眼血精，腰酸不耐久坐，畏寒，诸治不效，来门诊求治，舌苔干脉象沉。始以温肾寒、清热解毒之剂治疗，睾丸及会阴部胀痛有好转，但血精不见减轻，尿色如浓茶，舌苔干，脉象沉滑，改用温补肾气、清热凉血化瘀法治疗。

处方：熟地20g，枸杞15g，菟丝子15g，女贞子15g，知母15g，黄柏15g，肉桂10g，茴香15g，茜草30g，血见愁30g，桃仁15g，川军5g，重楼30g，白花蛇舌草50g。水煎服，日1剂。

服上方14剂，会阴部及睾丸胀痛明显减轻。血精好转，高倍镜下红细胞10个左右，药已对症，嘱继服上方。继服14剂，会阴部及睾丸胀痛已除，腰部仍稍有酸痛，精液常规红细胞3~4个，前方加龙骨20g，牡蛎24g。继服14剂后，于12月1日复诊时，精液检查红细胞已转阴，仅腰部久坐仍觉酸痛，其他症状基本消除，嘱停药观察。

（张琪.张琪临床经验辑要.北京：中国中医药出版社，1998：91-94）

【诠解】 西医学认为精囊炎常由后尿道细菌或微生物侵入精囊而引起，也可由前列腺炎症感染的细菌侵犯邻近的精囊，或可通过血行或淋巴液引起，即中医学所谓的"热入精室"。慢性精囊炎为精囊腺体组织的炎性细胞浸润，腺体充血，腺体中纤维组织增生变性，造成病程长，缠绵难愈，血精反复发作，则"久病必虚，久病必瘀"。中医学认为前列腺及精囊皆属足厥阴经，其病证病机错综复杂，故病情缠绵不愈，肾虚而膀胱湿热，本虚标实，虚实寒热错杂，故治疗棘手。治疗虚实夹杂的血精要合用清热凉血、化瘀与温肾补肾法，方可奏效。

水疝（鞘膜积液）

一、外感风邪，气滞湿停

黄宗勖医案

（内外同治，三法并施）

梁某，男，6岁。1979年5月19日初诊。

病史：患儿左侧阴囊肿大已3月余，肤色正常，亦无疼痛，大便每天1次，小便微黄。曾经医院检查，诊断为"睾丸鞘膜积液"。动员手术治疗，因父母不同意带来诊治。

检查：形体发育欠佳，面色微黄，左侧阴囊肿大如鸡蛋，触之质软，稍有波动感，皮肤光滑，局部无热痛，卧床时肿胀不见减轻，透光试验阳性。

辨证：外感风邪，气滞湿停。

治法：疏肝行气，活络散结。

处方：关元、阴陵泉、大敦。

操作：隔日针1次，用平补平泻法，留针20分钟，每隔6～7分钟行针1次。

内服中药：桂枝6g，白芍9g，台乌6g，川楝子9g，小茴香3g，茯苓9g，泽泻9g，木通9g，白术9g，荔枝核15g，甘草3g。水煎，连服3剂。

二诊：针药并治后，阴囊肿大已见消退。仍守前法，中药加猪苓9g，再服3剂。

三诊：睾丸鞘膜积液日渐减轻，仍守前法，中药加灯笼草9g，继治10次，积液完全消失，两侧阴囊等大。

（黄宗勖．针治疑难奇证案汇．福州：福建科学技术出版社，1991：106-136）

【诠解】　睾丸鞘膜积液相当于中医学"水疝"范围。此病多因外感风冷之邪或湿热之气客于少阴、厥阴两经，致使经络之气不得流通，水湿不化，停滞囊中而成，故治宜以疏肝散结、健脾利湿为主。本病例与中医学"水疝"相似，疝气多属任脉、足厥阴病变。任脉为病，外结七疝。足厥阴肝经脉绕阴器，针刺取关元，疏通任脉气血以化湿，大敦是足厥阴肝经井穴，为治病之要穴，可疏肝行气，活络散结，配阴陵泉可清泄肝脾湿热。中药以走肝经之药为主，方中桂枝调和营卫，通行血脉，白芍柔肝行气，台乌温肾化气，川楝子疏肝散结，小茴香、荔枝核疏肝调气，芳香化浊，白术、茯苓健脾利湿，泽泻、木通、猪苓利水渗湿，灯笼草通利水道，排除积液。针药结合，疗效显著。

二、湿热下注证

许履和医案

（湿热下注成水疝，七疝通治方利湿消肿）

审部求因，审经求治一男子半月来右侧阴囊肿大，光亮如水晶状。在某医院诊断为"阴囊水肿"，治之同效。中医辨证为湿热下注，而成水疝。仿陈修园七疝通治方以利湿消肿，药用：

白术6g，泽泻6g，猪、白苓各10g，陈皮5g，半夏6g，萆薢10g，薏苡仁15g，车前子10g。

药服3剂，阴囊肿大已消三分之一；再服5剂，竟得全消。

（徐福松．许履和外科医案医话集．南京：江苏科学技术出版社，1980：221-253）

【诠解】　本例患者为成人鞘膜积液，辨证为湿热下注，故以五苓散方意利水渗湿之余，不忘以萆薢、薏苡仁、车前子清下焦之湿热，并引邪下行，邪有出路故水疝乃消。

李斯炽医案

（小儿水疝因湿热，营气卫血仔细辨）

段某，男，1岁。

1971年1月18日初诊：病员阴囊肿大，小腹膨胀，昼夜啼哭，遍身发疹，午后发烧，小便色黄，解入痰盂中泡沫甚多。风、气二关指纹略紫，舌中有一团黄腻苔。观其舌心黄腻，午后发热，小便黄稠，指纹略紫，应为湿热之证。遍身发疹为湿热侵入血分，湿热下流少腹阴部，气机阻滞，发为阴囊肿大、少腹膨胀等症。气行不畅则生疼痛，故昼夜啼哭不止。此应属中医学水疝病范畴。因疼痛啼哭较剧，宜标本同治。先予行气消疝、清热除湿法。用金铃炭、青皮、小茴香、橘核、荔枝核疏肝行气以消疝；苍术、黄连、苡仁清热除湿以治肿；白芍止痛和营；知母清热护阴。处方如下：

金铃炭6g，青皮3g，小茴香3g，橘核6g，荔枝核6g，苍术3g，黄连3g，苡仁6g，白芍6g，知母6g，4剂。

2月4日二诊：服上方4剂后，病员囊肿渐消，疹子稍退，啼哭已止。乃停药数日，疹子又复增加。仍午后发热，少腹仍胀，口唇干燥，小便色黄，大便酱溏。此湿热深伏，应予气血两清，兼疏滞气。

银花6g，土茯苓6g，蒲公英6g，黄连3g，知母6g，生地6g，丹皮6g，广木香3g，金铃子6g，莱菔子6g，玄参6g，白芍6g，甘草3g，2剂。

2月10日三诊：服上方2剂后，病员各症稍缓。因居住相隔20余里，来诊不便，乃于就地求医，予刚燥药，遂致高烧抽搐昏迷，又抱来我处求诊。病员阴囊肿大全消，仍遍身发疹、神识不清、指纹深紫。此湿热化燥、郁毒内蒙心窍、营血耗损之候。治宜清宫养营，涤热解毒。

银花6g，连翘6g，莲子心3g，大青叶6g，蒲公英6g，青蒿6g，知母6g，芦根6g，白芍6g，丹皮6g，生地6g，生谷芽9g，3剂。

2月23日四诊：上方续服3剂后，即热退神清，诸症亦基本痊愈。只唇干便结，此热病伤阴所致。用益胃增液法，以善其后。

玄参6g，麦冬6g，竹茹6g，枳实6g，沙参6g，石斛6g，花粉6g，芡实6g，莲子6g，甘草3g，3剂。

（李斯炽.李斯炽医案·第二辑，成都：四川科学技术出版社，1983：155-161）

【诠解】 基本病机为湿热，入血则见发热、起疹，湿热下注则见阴囊肿大，少腹膨胀。故以行气消疝、清热除湿治其标，邪气一去，疝气得消。但病在血分，停药乃反复发热、出疹。后因在当地医院失治，其病入营，故予清宫养营、涤热解毒以善后。启示：湿热失治亦可致急重症，故治疗疝气不可单纯局部辨证，应整体与局部结合辨证。治病必求其本，标本兼顾，方可痊愈。

金保方医案

（湿阻肝经致水疝，公英葫芦茶消水湿）

陈某，男，69岁。

2006年3月4日初诊：阴囊肿大1天，B超检查示大量睾丸鞘膜积液，给予抗生素治疗效果不显，患者拒绝手术治疗，遂延中医求治。症见阴囊肿大如柚，皮薄光亮，状如水晶，肿胀连及阴茎，无法站立，无法行走。伴见阴囊皮肤潮湿而热，口干渴，小便黄赤，尿道灼热，大便秘结，舌偏红苔黄腻，脉弦滑。

辨证：水湿停留，湿热内蕴。

治法：清热利湿。

方药：蒲公英15g，陈葫芦30g，冬葵子15g，车前子（包煎）10g，瞿麦10g，石韦10g，藿香10g，三棱10g，莪术10g，生地10g，淡竹叶5g，通草10g，生甘草5g。水煎服，日1剂。

2006年3月11日复诊：药后1周，阴囊肿大明显改善，可自行下地行走，余无其他不适。舌淡红苔薄白，脉弦。触诊：睾丸可正常扪及，周围有波动感，左侧睾丸质地偏硬，原方去导赤散，加怀山药15g，茯苓10g，炒白术20g，再服。

2006年3月18日三诊：阴囊水肿基本消除，无坠胀感，临床无不适B超检查未见鞘膜积液，睾丸、附睾未见异常声像图。前方续服2周巩固。随访6个月，未见复发。

[张华俊，刘建国，李相如，等. 金保方运用公英葫芦茶治疗泌尿生殖系疾病拾萃. 辽宁中医杂志，2010，37（6）：1137-1140]

【诠解】《儒门世亲》记载："水疝其状，肾囊肿痛，阴汗时出，或囊肿而状如水晶，宜以逐水之剂下之。"公英葫芦茶系广东名老中医黄耀燊教授治疗尿潴留之验方，后经男科大家徐福松教授发扬光大，多用于治疗前列腺炎和良性前列腺增生症。该方利水渗湿力强。蒲公英味苦、甘、寒，归肝、胃经，能清热解毒，消肿散结，利湿通淋；陈葫芦味甘平，归肺、肾经，味淡气薄，专利水道而消肿，并可利湿；蒲公英和陈葫芦合用，能够利水除湿消肿，有相须之妙，中正平和，无耗气伤阴之弊，以此二者为君药。冬葵子、车前子、瞿麦、石韦、木通、滑石粉、川牛膝助君药利水渗湿通淋，为臣药。王不留行、三棱、莪术、川牛膝活血逐瘀通络。诸药合用，共奏清热利湿、活血通络之功效。

本病属原发性鞘膜积液，乃后天失调、湿热内生、循肝脉下注，浸淫阴囊而成，故以公英葫芦茶清热利水，渗湿通络，佐以导赤散清热利尿。一则兼顾小便黄赤、尿道灼热之症，二则寓"治湿不利小便，非其治也"之意，可谓一举两得。

三、肾阳不充，阴湿下聚

李斯炽医案

（助命门以散积液，不囿于厥阴肝经）

朱某，男，38岁。

1961年5月4日初诊：于2月发觉睾丸肿痛。由于当时患水肿，迄未处理，及至肿病治愈，睾丸肿痛日增。经西医检查，诊断为睾丸鞘膜积液。诊得脉象沉弦，舌润无苔。此属中医学疝气，虽曾服疏肝利湿方药多剂，始终未见好转，且病员宿有哮喘，不耐劳累，加之水肿病久，肾气虚惫可知。由于肾虚，阴湿得以下聚。古法治疝虽多从肝，此则当助命门以散积液，拟济生肾气丸加味治之。

党参9g，熟地9g，山药9g，丹皮9g，泽泻9g，枣皮9g，茯苓9g，车前仁

9g，牛膝 9g，五味子 3g，肉桂（后下）3g，附片（先煎）15g，4 剂。

5 月 16 日二诊：服上方后，自觉睾丸稍小，不像从前那样胀痛，脉象平和，舌润无苔，大便稍觉干燥，亦为肾气不足之证。因天气渐热，改用丸剂常服，以期后效。按上方加菟丝子、肉苁蓉、巴戟天、枸杞、补骨脂、胡芦巴、牡蛎，蜜丸，早、晚服用。

7 月因他病来诊，据述服前方后，睾丸已恢复原状。其夹杂症状亦完全消失。嘱其加意调摄，以免复发。

（李斯炽. 李斯炽医案. 成都：四川科学技术出版社，1983：93-95）

【诠解】 木例患者素休阳虚，宿患水肿、哮喘，不耐劳累，脉象沉弦，舌润无苔，均为肾阳不足之症。肾阳不足，则阴湿下聚，而成睾丸肿痛。古法治疝多从肝经，但曾服疏肝利湿方药多剂，始终未见好转，实为肾阳不充。故以济生肾气丸加味，强肾利水而获显效。

男性乳房发育

一、肝郁气滞，瘀热交蕴

颜德馨医案
（疏肝，清热，化瘀）

李某，男，59岁。

病史：左侧乳房增大，无结节，自觉局部胀痛，诊断为男性乳房发育，经用丙酸睾酮治疗，遗精反复发作，故中断治疗。兼患前列腺肥大，合并炎症。

初诊：左侧乳房增大肿胀，并有头昏乏力，心烦易怒，腰痛胫软，小便淋沥不爽，舌紫，苔厚腻，脉细弦小数。乳为肝经循行部位，肝郁气滞，瘀热交蕴，当取疏肝、清热、化瘀之法。

方药：蒲公英12g，王不留行12g，石打穿30g，白花蛇舌草30g，炮山甲4.5g，红花9g，知母9g，黄柏9g，牛膝9g，石韦12g，桑寄生18g，夏枯草12g。

服药49剂，乳房增大消退，自觉症状消失。

男性乳房发育，是一种比较常见的内分泌病症，多由于睾丸功能低下，雌性激素相对增强所致。中医学认为乳房疾患多与足厥阴和足阳明关系密切，肝气郁结，胃热壅滞，血瘀痰凝，是引起乳房疾患最常见的几种原因。本病例辨证属于肝火有余、血瘀凝滞，故用夏枯草、蒲公英、知母、黄柏、白花蛇舌草清肝泻火；王不留行、石打穿、山甲、红花、牛膝等活血化瘀，软坚散结。坚持服药1月余而告痊愈。

中医文献有关此病记载少，临床多根据西医学观点用补肾软坚之品。本病例用疏肝、清热、化瘀法而获效，在报道中并不多见，可供参考。

（颜德馨．颜德馨临床经验辑要．北京：中国医药科技出版社，2000：260）

【诠解】 本病属于中医学"乳病"范畴。沈金鳌在《杂病源流犀烛》中指出，男子乳病"亦如女子结核肿痛者，此男女所以异而同，同而异也，当分别治之"。治疗上，西医学认为本病主要与性激素紊乱有关，故以丙酸睾酮治疗。男性乳头属肝，乳房属肾，故治疗不离肝肾。本例患者年老肾虚，肝肾精血不能资助冲任，加上平素肝火旺，肝郁气滞，肝失柔荣，气滞痰结，着于乳房脉络而成本症。从肝、肾论治，疏肝清热化瘀之余，酌情补肾，故月余而愈。方中炮山甲走窜力强，活血通络消积，为乳房散结之要药。

二、肝郁痰凝证

许履和医案

（叶天士乳病方疏肝理气，合二陈汤和胃化痰）

胡某，男，31岁。

左乳部肿胀3月余，曾在某医院注射丙酸睾酮，未效。

检查：左乳房外观明显隆起，呈成年女性乳房状，左乳晕部有鸡卵大包块，质较硬，边缘光滑，与表皮及基底无粘连，稍有胀痛。平素性情较急躁，有血吸虫性肝脾肿大及血小板减少症。全身乏力，小便黄，脉舌正常。

诊断：男子乳病。

处方：夏枯草10g，橘叶10g，香附10g，青、陈皮各5g，牡蛎15g，制半夏6g，茯苓10g。每日1剂，煎服2次。

上方服5剂，肿胀消退1/3，核子未缩小；再服5剂，核子缩小3/4，质地亦变软。原方续服15剂，核子消失，乳房恢复男性状态。

（徐福松．许履和外科医案医话集．南京：江苏科学技术出版社，1980：221 -253）

【诠解】 乳病最早记载见于宋朝医家窦汉卿的《疮疡经验全书》，本病病因、病机多为"气滞痰凝"，治疗上责之于肝，辨证加减。许履和教授采用叶天士"男妇乳病方"合二陈汤加减治疗。乳病方中香附、橘叶、青皮、夏枯草疏肝理气，合二陈汤和胃化痰，加牡蛎软坚散结，药简效专。

三、湿热蕴结证

李济仁医案

（清热利湿，疏肝散结）

李某，男，40岁，干部。

1990年9月8日初诊：患乙肝已三载，经中、西药迭治，虽乙肝得以控制，但近4个月两侧乳房渐发育长大如碗口，且胀痛不适，纳差神疲，浑身酸软。舌淡红，苔薄黄，脉细滑。肝功能异常。

诊断：乳病（湿热蕴结肝胃型）。

治法：清热利湿，疏肝散结。

处方：绵茵陈20g，焦栀仁12g，贯众20g，夏枯草15g，荔枝核15g，广郁金15g，大黄（后下）9g，白花蛇舌草15g，黄芪30g，焦三仙各20g。

二诊：服上方20剂，乳房肿大消失，肝功能检查正常。效方继服10剂，以巩固疗效。

（李济仁. 济仁医录. 合肥：安徽科学技术出版社，1996：312-313）

【诠解】 乳房为厥阴、阳明经络所过之处，阳明胃经受纳及腐熟水谷失常，湿热蕴结，导致肝胃不和，气血壅滞，发为乳病。西医学认为，肝病降低了雄烯二酮的分解代谢，雄激素在腺外芳香化酶的作用下转化为雌激素，导致乳腺异常发育。方用经方茵陈蒿汤清利肝胆，辅以夏枯草、荔枝核、白花蛇舌草消肿散结，郁金疏肝理气。仲景云："见肝之病，知肝传脾，当先实脾。"故佐以黄芪、焦三仙扶正实脾。由于诸药肝胃同治，邪正兼顾，故服药不久肝功能恢复正常，乳房肿大消散。